KARIN E. J. KOLLAND

intuitives Reiki
Licht-Management

Hanael Buch mit Seele

Lektorat: Margarethe Maria Woldeck
Bilder, Graphik, Satz und Layout: Karin E. J. Kolland
Druck: Bookpress.EU Polen

ISBN 978-3-902383-09-9

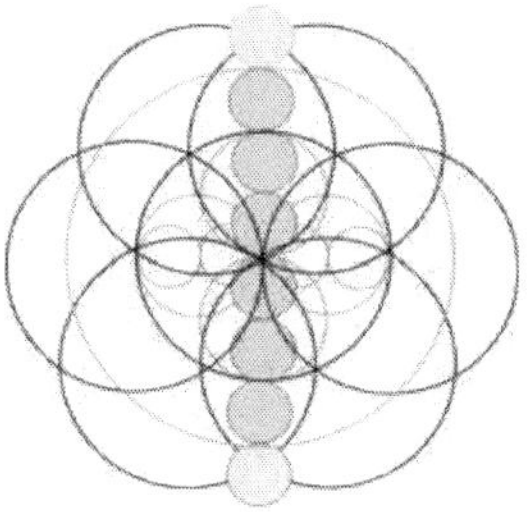

„Wir können nicht wissen, was Realität ist.
Wir können nur Realität sein!"

Inhaltsverzeichnis

Reiki,
Geheimnis bewusster Handlung

Jede Zeitepoche hat ihre spezielle Schwingung und Evolutionsaufgabe. Jedes Jahrtausend gräbt seine individuellen Wachstumsringe in die Matrix der Zeit, einer alten Eiche gleichkommend. Jedes Jahrhundert bringt neue frische Triebe und Errungenschaften, in jedem Jahrzehnt weht ein anderer verführerischer Duft über das Land und lockt uns jeden Tag die Welt neu zu entdecken. Das neu anbrechende einundzwanzigste Jahrhundert bringt eine eruptive Umwandlung mit sich, die die ganze Welt bereits erfasst hat und alles, was im Verborgenen ruhte, ins Licht des Tages schleudert. Gräben und Krater werden aufgerissen, quer über Länder und Erdteile hinweg, mitten durch Völker und Kulturen, Religionen und Weltanschauungen, Sippen und Familien zieht sich die Spur des kosmischen Pfluges. Der Boden wird gründlich umgegraben und neu bereitet, damit neue Saat wachsen und sprießen kann. Was innen war, drängt nach außen, was außen hungert, wartet sehnsüchtig ins Allerheiligste-Innere aufgenommen zu werden. Dieses Allerheiligste-Innere ist der neue Raum, der Raum der Freiheit, der Liebe und des Lichtes, den wir alle suchen.

Jede bewusste HAND-lung in unserem Leben beruht auf drei intuitiven Wahrnehmungen: Be-GREIFEN, Be-WEG-en, für GUT befinden. Am besten erkennen wir das, wenn wir Babys und kleine Kinder beobachten. Babys beginnen ihre Welt mit dem Mund und mit den Händen zu erkunden. Durch ihre Hände lernen sie zu greifen und zu begreifen. Wir sehen, wie eng die Benutzung der Hand, das Greifen, das Berühren und Spüren mit dem Informationsverarbeitungsprozess im Gehirn verbunden ist, der das

Erspürte als Begriff abspeichert. Durch die Entdeckung, die fühlende Hände, die Haut, die Lippen machen, erlangen wir als Mensch Begriffsvermögen. Wir lernen Unterschiedliches zueinander in Beziehung zu setzen und daraus erfolgt Logik und Erkenntnis. Neugierde und Entdeckungslust sind der Antrieb. Die Hände werden benutzt, um etwas in Bewegung zu setzen, ein Stofftier, einen Ball, sich selbst. So werden die ersten Wege zurückgelegt. Bewegen ermöglicht Ortswahrnehmung und eine Erweiterung des Gesichts- und Begriffsfeldes. Wir können unseren Blick schweifen lassen, wir können unsere Arme und Beine ausstrecken und uns selbst in Bewegung setzen. Wer Wege zurücklegt, sammelt Erfahrungen. Erfahrungen, die wieder neue Erkenntnisse bringen und rationales, wie auch empirisches Denken ermöglichen.

Be-GREIFEN, be-WEG-en, für GUT befinden

Bewegung ist auch eng mit der inneren, der emotionalen Gemütsbewegung gekoppelt. Auch da zeigen Kinder uns, wie sehr ihre ersten Handlungen von Lust- oder auch Unlustgefühlen begleitet sind. Eine Bewegung, eine Handlung wird für gut und befriedigend empfunden oder für ungut. Diese gefühlsmäßige Verwobenheit von Begreifen und Bewegen führt zum Befinden, welches sich als Befriedigung, Zufriedenheit oder Unbefriedigtsein, Unzufriedenheit äußert. Zufriedenheit beruht sowohl auf rationalem Begriffsvermögen als auch auf emotionaler Empfindung. Nur wenn beides zusammen stimmt, dann werden wir eine Handlung als gut und geglückt erleben.

Über Glück und Unglück in unserem Leben entscheiden nicht die anderen. Das ist reine Projektion. Über Glück und Unglück in unserem Leben entscheiden wir immer selbst durch unsere geglückten oder misslungenen Handlungen und Bewegungen. Glück erfordert als erste Prämisse sich selbst aufzuraffen und das eigene Leben *selbst (-bewusst) in die Hand zu nehmen.* Reiki zu erlernen, sich rückzubesinnen auf die Kraft und Heilkraft der eigenen Hände und der eigenen Handlungsfähigkeit eröffnet neue Wege, neue Erfahrungen und eine Vielzahl von bislang ungenutzten Chancen. Reiki, die universelle Lebensenergie, als Triebfeder für menschliches Glück und Wohlergehen, für Gesundheit, Erfolg und Zufriedenheit einzusetzen ist eine moderne Möglichkeit ganzheitlichen Handelns. Da jeder Mensch in seiner Begrifflichkeit sich seine eigene Welt selbst erkundet, mehr oder weniger mutig, mehr oder weniger weit und tief ausgesteckt, definiert sich das Bild der individuellen Welt aus der Summe der subjektiven Erfahrungen. Vertrauen wir uns der Lichtkraft von Reiki an, so strecken wir unsere Hände aus und berühren eine höhere Dimension. Bitten wir darum und lassen wir es zu, so können wir erleben, wie sich aus der höheren Dimension Hände des Lichtes uns entgegenstrecken und uns führen: zu unserem eigenen höchsten Wohle, zum höchsten Wohle jedes anderen und zum höchsten Wohle des Großen Ganzen.

In meinen drei Büchern *„Intuitives Reiki der erste Grad“*, *„Intuitives Reiki, der zweite Grad“* und *„Intuitives Reiki, der Meistergrad“* erläutere ich die Möglichkeiten Reiki zu erlernen und zur Heilung und Meisterschaft einzusetzen. Dieses neue Buch soll ein vertieftes Wissen - bis in die atomaren Strukturen - vorallem der Anwendungsmöglichkeiten des zweiten Reiki-Grades und der Reiki-Symbole vermitteln. Mit besonderem Augenmerk soll ein Blick auf die uns allen gemeinsame Welt der gesellschaftlichen, wirtschaftlichen und politischen Strukturen unserer Zeit geworfen werden. Gerade jetzt und gerade heutzutage sind wir gefordert mit allen uns zur Verfügung stehenden Möglichkeiten unser Leben und unseren Lebensraum - Planet Erde - neu zu überdenken. Die alten Strukturen funktionieren nicht mehr, das spüren wir alle. Die

Wandlung und Schwingungserhöhung macht weder vor unserem Privatleben noch vor den wirtschaftlichen, gesellschaftlichen, wissenschaftlichen und politischen Lebensbereichen halt; wir brauchen eine Neuorientierung und ganzheitliche Reform. Doch wie können wir all die Probleme in den Griff bekommen, wenn das ganze, komplizierte globale Netzwerk rational nicht mehr erfassbar ist und kalkulierbare Handlungen wegen der Entscheidungsfreiheit des einzelnen Mitspielers fast nicht mehr möglich sind?

Die Ausgangssituation ist komplex und kompliziert, dennoch ist die Antwort einfach: Wir brauchen ein neues bewusstes und ganzheitliches Management. Ein Management, das sich nicht auf Einzelfaktoren stützt, sich nicht an ausgesuchten profitablen Zielen ausrichtet, sondern ein Management, das uns rückführt und rückbindet an die naturgegebenen kosmischen und göttlichen Gesetze, die ewig und unzerstörbar sind. Ein Management, das von den kleinsten mikrokosmischen Bausteinen, also den Atomen, bis zu den größten makrokosmischen Zusammenhängen in der globalen Vernetzung eine harmonische Abstimmung der Beziehungen der Einzelfaktoren zueinander regelt. Ein Management für unsere persönlichen und privaten Bereiche und ein Management für Gesellschaft, Wirtschaft, Politik, Kunst, Kultur und Wissenschaften. Ein Management für den Frieden unter den Menschen, aber auch für den Frieden und zum höchsten Wohle aller anderen Lebewesen der Natur, die das ganz gleiche Recht haben auf diesem Planeten zu leben wie wir. Ein Management, das auch die Rechte der Tiere und Pflanzen anerkennt, das die Einzigartigkeit, Freiheit und Individualität jedes Einzelnen und des Großen Ganzen gleichermaßen wertschätzt.

Managen - organisiert handhaben

Asset-Management	Vermögensveraltung
Debt-Management	Schuldenstrukturpolitik
Facility-Management	Analyse und Optimierung
Lean Management	schlankes Management
Scientific Management	wissenschaftliche Betriebsführung
Change Management	Organisationsentwicklung
Management by Results	Management nach Ergebnissen
Impression Management	Sozialpsychologie
Knowledge Management	Wissensmanagement
Management by Delegation	Delegationsmanagement
Mood-Management	Stimmungs-Regulations-Theorie
Management by Exception	Management n. Ausnahmeprinzipien
Portfolio-Management	Personalentwicklungsprogramm
M. by Wandering Around	unspezifische Führungstechnik
Color Management	Farbmanagementsystem
Zen Management	Kontemplationstechnik
Systemisches Management	systemisches Denken und Handeln
Evolutionäres Management	begünstigte Selbstorganisation
Generatives Management	Erfahrung aus Generationen

usw.

Management ist ein englischer Begriff. *„To manage"* heißt so viel wie *„handhaben, leiten, organisieren"* und ist eine Bezeichnung für die Führung von Institutionen, Unternehmen, Verbänden, Parteien und vielerlei Arten von Geschäften, wobei Bereiche wie Organisation, Planung, Grundsatzentscheidungen, Steuerung und Kontrolle vom Management erfasst werden. Der Begriff Management wird vom lateinischen *„manum agere"* abgeleitet, was so viel heißt wie *„jemanden an die Hand nehmen und führen."* Es geht dabei also um die Führung durch die Hand, die HAND-habung! Manus, das lateinische Wort für Hand. Was liegt näher als mit der bunten Vielfalt verschiedenster Managementmethoden, die in den letzten Jahren wie wuchernde Schwammerl den Businessmarkt zierten, eine so ursprüngliche Be-HAND-lungsmethode wie Reiki zu verknüpfen. Reiki, das japanische Wort für universelle Lebensenergie, Reiki, die uns allen von Gott gegebene Lichtkraft unserer Hände. Hände, gelenkt von unserem Geist, Hände, denen wir die moderne Wirtschaft und alle Facetten menschlicher Technik wie Errungenschaften, Kunst und Wunder zu verdanken haben. So glaube ich, die Zeit ist reif nun ein Buch anzureihen an die lange Liste moderner Management-Methoden, das eine lichtvolle Führungsqualität aus höherer Ebene einbringt, die das Wohlergehen aller zum Ziel hat. Ein Management, das uns zeigt, wie wir aus unserer inneren Stimme, Intuition und unserem Gewissen heraus bewusste, kreative und kraftvolle Handlungen setzen können, um mit Fairness in der Gemeinschaft unseren Lebensunterhalt zu verdienen.

Es soll daher vor allem ein Buch über Selbstmanagement im privaten, wie im beruflichen, gesellschaftlichen und spirituellen Bereich werden. Keine Angst, es ist kein trockener Fachknüller, sondern es ist und bleibt ein intuitives Reiki-Buch! Lies es mit offenem Herzen, nimm heraus, was du brauchst und vergiss nicht die Leichtigkeit deines Seins! Dann kann der Aufwind dich tragen, sobald du den Mut hast deine Segel in den Wind der neuen Zeit zu hissen!

Reiki ist Lebensenergie

Reiki ist Energie, Reiki ist universelle Lebensenergie. Universell besagt, das es sich um eine Energie handelt, die nicht nur uns Menschen, Tieren oder Pflanzen zu eigen ist, sondern im gesamten Universum vorkommt. Wir können dies auch so verstehen, dass alles in diesem Universum lebt und aus lebendiger Energie besteht, aus Atomen und Molekülen. Betrachten wir einen Stein, so erscheint er uns vielleicht als unlebendig und starr, doch dies nur, da unsere Wahrnehmung von einem Stein auf einer räumlich und zeitlich begrenzten Sichtweise beruht. Beobachteten wir einen Stein über Millionen von Jahren, so könnten wir seine Wachstumsphasen wahrnehmen. Der Stein ist also nicht statisch und seine Form ist veränderlich. Wachstum beruht auf einem lebendigen Prozess! Hätten wir selbst die Größe eines Elektrons, so würden wir den Stein weder als undurchdringlich noch als statisch betrachten, sondern wir würden die ungeheure Dynamik der Atome und subatomaren Teilchen wahrnehmen und den Stein als äußerst bewegliches Formgefüge in einem rasanten physikalischen Prozess erleben. In unserem westlichen Denken hat sich die Polarität zwischen Masse und Energie dermaßen in unserem Bewusstsein verankert, dass wir glauben, Masse und Energie seien voneinander getrennte Naturerscheinungen. Dabei bedingen Masse und Energie einander. Masse und Energie sind ebenso miteinander verbunden wie Yin und Yang. Masse und Energie sind zwei Spieler im gleichen Feld. Jede Masse hat Energie gespeichert und Energie ist immer subjektbezogen. Die Energie des Windes wird sichtbar, indem sie auf eine Substanz fester, flüssiger oder gasförmiger Masseteilchen trifft und diese bewegt. Schau die Wellen auf einem See an, wenn der Wind über das ruhige Wasser streift. Die Wellen sind nicht Energie allein und auch nicht Masse allein. Sie sind ein Ergebnis des Zusammenwirkens von Energie und Masse. Wasser ist nicht nur Substanz, sondern verfügt über innere Energie. Jedoch erst wenn die innere Energie des Wassers auf einen äußeren Raum, ein Umfeld oder eine Materie einwirkt, wird sie sichtbar, indem das Wasser beispielsweise seine Spur in den Sand zieht. Wind ist nicht nur Energie allein, sondern Wind wird erst als solches bezeichnet und wahrgenommen, wenn er Atome und Moleküle bewegt und Bäume, Sträucher, Häuser, Menschen oder Tiere seine Kraft spüren. Mit anderen Worten könnten wir das polare Spiel von Masse und Energie auch als Struktur und Prozess verstehen.

Betrachten wir aus diesem Blickwinkel Reiki, dann können wir auch hier feststellen, dass Reiki als freie kosmische Energie erst dann sichtbar und spürbar wird, wenn ein Subjekt bereit ist sich für die Reiki-Energie zu öffnen. Reiki ist wie der Wind, Reiki braucht ein Subjekt um es bewegen, heilen und in seiner Schwingung anheben zu können. Derjenige, der sich auf die Reiki-Energie einlässt, wird ihr Wirken als Prozess erleben. Derjenige, der nicht bereit ist sich auf Reiki wirklich einzulassen, wird Reiki nicht spüren und die Energie geht an ihm vorbei.

Struktur und Prozess sind zeitlich und räumlich bedingte Phänomene, die Formen erzeugen. Auch hier haben wir eine Polarität zwischen dem passiven und dem dynamischen Aspekt der Wirklichkeit. Zeit verändert Raum und Subjekt. Oder anders herum betrachtet, Raum und Subjekt verändern sich und zeigen Zeitabläufe auf. Das heißt, die Zeit wird erst sichtbar und spürbar durch Veränderungen und Bewegungsabläufe. (Erddrehung, Tag, Nacht, Jahreszyklen usw.) Wozu brauchen wir diese Überlegungen, wenn wir uns doch mit Management beschäftigen wollen - mit Erfolg, Reichtum und Glück? Das wirst du gleich erkennen. Doch zunächst gilt es herauszufinden, was gemanagt werden soll: dein Einkommen, die Familienwirtschaft, deine Lebensplanung, deine Freizeitgestaltung? Gut, du wirst feststellen, dass das Management deines Einkommens unausweichlich verknüpft ist mit dem Management deines Arbeitgebers, dem Management des Finanzministers, dem Management der Pflichtversicherung, dem Management der Finanzstrategen usw. Das Management deiner Familienwirtschaft ist engstens vernetzt mit dem Management des Supermarktes, in dem du einkauft, mit dem Management der Schule, in die deine Kinder gehen, mit dem Management der politischen und juristischen Realität, die die Lebensgrundlagen in einem Staat festlegt, die Höhe von Kindergeld und Familienzuschüssen bestimmt und einen Kindergarten in erreichbarer Nähe zur Verfügung stellt. Ganz zu schweigen von den Verwicklungen mit dem Management der öffentlichen Verkehrsbetriebe, der Straßenmaut- und Parkplatzgebührenverwaltung und der Ölpreismultis, die ungefragt das Management deiner Familiensparplanung an der Zapfsäule der Tankstelle über den Haufen werfen. Wir verfangen uns in den Netzen unserer gemeinschaftlichen, gesellschaftlichen, wirtschaftlichen und politischen Struktur. Liegt da nicht der Gedanke nahe, zunächst mal diese Strukturen zu verändern und in die Hand zu nehmen? Aber wie können wir Politik, Wirtschaft, Gesellschaft verändern, wenn wir die globale Vernetzung nicht einmal mehr wirklich durchschauen können? Dürfen wir ungefragt in Bereiche anderer eindringen und Veränderungen herbeiführen? Wo sind die Grenzen unserer eigenen Welt zu der der anderen? Wir müssen schon ausholen und einen sehr weiten, einen universellen Bogen spannen, wenn wir das Thema Management ernsthaft erkunden wollen.

Zeitmanagement

Betrachten wir die Anforderung, die ein bewusstes Selbstmanagement an einen modernen Menschen stellt, dann beginnt dies bei den meisten Menschen mit der Handhabung des Terminkalenders: Timing, Zeitmanagement! Zeit nimmt in unserer Kultur und

Wirtschaft eine Prioritätsstellung ein, schon dadurch, da wir vorrangig Arbeitszeit bezahlen. Untersuchen wir die verschiedenen Methoden modernen Managements, so finden wir immer die gleiche Thematik, die von unterschiedlichen Ansatzrichtungen her gelenkt und gesteuert werden soll: Zeit, Produkt, Umsatz, Gewinn, Kontrolle, Qualität, Wettbewerb, Konkurrenz ect. Im herkömmlichen Sinne schaut eine Zeiteinteilung und Tagesplanung eines berufstätigen Menschen etwa so aus:

2/3 Tag = Aktivität und 1/3 Nacht = Ruhezeit

Tag: 8 Std. Arbeitszeit, 1 Std. zur und von der Arbeit, 1 Std. Besorgungen, Haushaltspflichten; 3 Std. Essen, Familie und Freunde; 3 Stunden Sport, Zeitunglesen, Fernsehen, Bildung, Ausruhen ect. Tagesvariabel wird die Zeitplanung fein säuberlich in den Timer eingetragen. Doch an welchem Tag funktioniert das wirklich? Wie oft stehst du frustriert da, da deine Besorgungen länger gedauert haben, ein Stau auf der Straße war oder das Essen fertig zubereitet und der Tisch gedeckt, aber kein Mitglied deiner lieben Familie erscheint rechtzeitig, sodass wieder jeder sich seinen Teil im Mikrowellenherd wärmt und alleine vor der Glotze sitzt, denn jetzt hast du keine Zeit mehr! Sorry, aber die Yogastunde fängt gleich an. Im Betrieb das gleiche Dilemma. Lineares Zeitmanagement orientiert sich auf vorbestimmten Zeiteckpunkten und das erzeugt immer Stress, da nichts reibungslos läuft. Schlechte Koordination? Nein, falscher Ansatzpunkt. Betrachten wir das Thema Zeit und versuchen wir unser Zeitmanagement damit zu erfassen.

Was fällt dir als erstes ein, wenn du an Zeit denkst? Was fällt dir ein, wenn du an Termine denkst? Setze ich mich selbst in den Mittelpunkt als Energie und Subjekt im Tagesablauf, dann bewegt sich die Zeit von mir weg. Als Subjekt erzeuge ich eine Dynamik und die fließt in die Zeit ein, ich erzeuge eine Bewegung, die über die Weg-Zeitkomponente erfasst werden kann. Wir selbst, unsere Dynamik und Bewegung befinden sich in der Zeit, trotzdem kommt es uns so vor als würde die Zeit sich von uns wegbewegen. Wir sagen es auch dauernd: *„Die Zeit läuft mir schon wieder davon!“* Und es folgt gleich die nächste Feststellung: *„Ich habe keine Zeit.“* Das stimmt, wir besitzen Zeit nicht und können Zeit nicht *haben*, nicht festhalten. Wie also sollten wir Zeit managen? Wir kommen zu dem Schluss, dass Zeit sich nicht durch willkürliche Zeitzerteilung und Einteilung managen lässt, denn die Zeit liegt in Gottes Hand.

Betrachten wir es doch einmal so: Vergangenheit ist nichts als eine Erinnerung und Zukunft nur eine Vision. Das, was wirklich zählt, ist JETZT! Doch JETZT, das ist nur ein Augenblick. Ein Augenblick Gottes? Ja, ein Augenblick Gottes, und dies erleben wir, wenn wir dem Göttlichen ins Auge blicken. Das bedeutet uns der höchsten Dimension zuzuwenden. In dem Moment sind wir im ewigen Augenblick, in der JETZT-ALL-GEGENWART.

JETZT ist ein Zeitpunkt! Ein Punkt hat in unserem dreidimensionalen Raum keine Form. Ein Punkt entspringt der Dimension null. Ein Punkt ist ein Impuls, der im Urjuwel Gottes (siehe Buch: *„Friede sei mit mir, Lichtorden Erzengel Hanael im Dienste der Menschheit“*) liegt, bereit die Reise durch die Dimensionen anzutreten. Der Punkt setzt sich in Bewegung und legt einen Weg, eine Strekke, eine Gerade, eine Linie zurück = 1. Dimension. Wird der Punkt sichtbar, dann hat er bereits eine Fläche, auch wenn sie noch so klein ist = 2. Dimension. Aber auch eine Fläche ist nur eine Vision, denn wollen wir sie sichtbar machen, dann brauchen wir ein Raumobjekt, auf das wir die Fläche projizieren können - zum Beispiel einen Würfel = 3. Dimension. Der Punkt hat nun in der Strecke Platz, hat in der Fläche Platz und hat im Würfel Platz. Aber nicht umgekehrt. Der

Würfel hat keinen Platz im Punkt. Der Würfel hat keinen Platz im Zeitpunkt. Jedoch trägt der Würfel, die Materie sehr wohl den Zeitpunkt in sich - so legt die Zeit Wege zurück, die unendlich sind und dehnt sich aus in der Fläche und im Raum durch eine unendliche Aneinanderreihung von ZEITPUNKTEN. Wir sollten daher nicht dauernd versuchen die Materie, die Form in die Zeit hineinzupressen, denn das funktioniert genauso wenig, wie du in einen Punkt einen Würfel hineinpressen kannst. Vergessen wir daher die linearen Zeiteinteilungen und ein terminorientiertes Zeitmanagement und besinnen wir uns darauf, worauf es wirklich ankommt: *Zur rechten Zeit am rechten Ort sein!*

Zur rechten Zeit am rechten Ort sein ist die Kunst, um die es geht! Doch das ist noch nicht alles, ich brauche dort an diesem Ort und zu dieser Zeit auch die nötige Einstellung. Es ist wie bei einer Prüfung, ich muss vorbereitet sein, sonst bringt mir der Termin nichts. Vorbereitet sein bedeutet voll und ganz im Hier- und Jetzt-Bewusstsein zu leben. Damit das möglich ist, muss ich nicht die Zeit managen, sondern meine Beziehung aktivieren zu den Komponenten Information, Klang, Logos, Bedeutung, Schöpferkraft, Raum - in dem Fall der Ort und die Materie. Wenn wir das Kapitel über das morphogenetische Beziehungsfeld eingehend studieren, dann sehen wir, dass wir alle Komponenten aktivieren müssen, um uns selbst harmonisch ausrichten zu können. Tun wir das, dann werden wir in unseren Bewegungen und Handlungen den Schnittpunkt mit der Zeit ganz automatisch erreichen. Der richtige ZEITPUNKT kann nicht willkürlich festgelegt werden, er ergibt sich von alleine, wenn wir das morphogenetische Beziehungsfeld richtig aktivieren. Das, was wir also gemäß unseres freien Willens managen können, ist die Struktur und nicht die Zeit. Das, was wir mit unserem Temperament managen können, ist die Dynamik.

Wir managen Handlungsabläufe: aufstehen, duschen, Zähne putzen, anziehen, frühstücken, Aktentasche einräumen, zum Autobus gehen, etc. Managen wir die Struktur in der richtigen Dynamik, dann ergibt sich der richtige Zeitpunkt von selbst. Die Priorität für den Tag ist also nicht im Zeitablauf anzusetzen, sondern in der Struktur und Dynamik! Wenn sich die Struktur eines Tages in all ihrer Vielfalt vor mir aufbäumt, dann verwende ich meinen Zaubersatz: „Es geht sich alles aus!"

Dieser Zaubersatz, eingehüllt in das 1. Reiki-Symbol CR erzeugt in mir die genau richtige Dynamik von Genauigkeit und Geschwindigkeit, um die Struktur so zu bewegen, dass es mir gelingt zur rechten Zeit am rechten Ort zu sein und alles mitzuhaben, was ich brauche! So verläuft der Tag prickelnd spannend und so macht es auch richtig Spaß! Am Abend bin ich dann erstaunt und zufrieden, was an einem Tag an Wunderbarem passiert ist und wie viel sich bewegt hat.

Dann kann ich mich zurücklehnen und sagen:

„Wow, danke, das war super!"

Management & Erfolg

Erfolg ist etwas, wovon heute der Großteil der Menschen besessen ist. Erfolg-haben, das wird angestrebt. Aber was bedeutet Erfolg, was ist es, wonach die Menschen da greifen? Wenige Menschen haben eine genaue Vorstellung von Erfolg, für die meisten bedeutet Erfolg Geld haben, eine von Werbung und Propaganda suggerierte Illusion von Reichtum, Macht und Freiheit. Fragen wir uns aber ernsthaft, *„was ist Erfolg"*, so landen wir automatisch bei der Frage *„womit will ich erfolgreich sein?"* Denn Erfolg ist immer an etwas gebunden, an einen Weg, eine Aktion, an ein Ziel, als dessen Ergebnis eine Folgewirkung einritt, die unsere Erwartungen erfüllt. Werden unsere Erwartungen nicht erfüllt, dann sprechen wir von Misserfolg.

Erfolg braucht also ein klares Ziel, eine Aktion, eine Bewegung, eine bestimmte Ausrichtung, damit das erfolgen kann, was wir uns wünschen. Viele Menschen scheitern mit ihrem Wunsch nach Erfolg bereits daran, dass sie nicht einmal eine Vorstellung haben, womit sie erfolgreich sein wollen, geschweige denn ein klar umrissenes Ziel. Wer Erfolg haben will in Partnerschaft und Familie, braucht eine klare Vorstellung von einer glücklichen Partnerschaft und einer funktionierenden Familiengemeinschaft um beides erfolgreich gestalten zu können. Der Mensch muss sich seine *„Ideal-Partnerschaft"*, seine *„Ideal-Familie"* geistig ausmalen und gefühlsmäßig vorstellen können. Wer im Beruf Erfolg haben will, braucht ebenso eine klare Ausrichtung auf das, womit genau er Erfolg haben will, auf die Arbeit, die er tun will. Die Frage ist: *„Was soll eigentlich erfolgreich verwirklicht werden?"* Da sind wir bereits nahe am Kernthema. Erfolg ist nicht das eigentlich Erstrebenswerte, sondern erstrebenswert sind die Ideale, die wir uns als Ziel setzen. Schaffen wir es unsere Ideale zu verwirklichen, dann sind wir wirklich erfolgreich! Erfolg ohne ein vorangesetztes Ideal ist nie wirklich befriedigend und endet nicht im Erfolgreichsein, sondern bestenfalls damit, *Geld (scheinbar) zu haben* oder *Macht (scheinbar) zu haben* oder eine/n *Frau/Mann (scheinbar) zu haben*, *Kinder (scheinbar) zu haben* , ein *Haus (scheinbar) zu haben*, usw.

Viele Menschen schielen auf die Erfolge anderer Menschen, wollen ebenso wie diese Erfolg haben und rennen in ihr Unglück und in die Enttäuschung hinein! Wer die Ideale anderer zu verwirklichen versucht, der wird immer eine Enttäuschung, also das Ende seiner Täuschung erleben. Die wichtigste Vorbereitung, um Erfolg verwirklichen zu können, ist die Frage: *„Was will ich wirklich?“*

Stell dir diese Frage jetzt und gib dir eine ehrliche Antwort. Die Antwort könnte sein, ich will ein erfolgreicher Bauingenieur werden. Ich will eine Partnerin finden und eine Familie gründen mit gemeinsamen Kindern. Dann überprüfe die Antwort, indem du dich fragst: *„Will wirklich ICH das?“*

Möglicherweise entdeckst du, dass es deinem Vater so wichtig ist, dass du erfolgreicher Bauingenieur wirst und dass deine Mutter sich Enkelkinder wünscht. Du selbst hast vielleicht diese Themen noch gar nicht tief genug angeschaut und deine wahren Wünsche und deine Berufungen liegen noch verschwommen und unbewusst tief in dir. Vielleicht ist es auch deine wahre Berufung Bauingenieur zu werden, doch was wirst du bauen? Mit welchen Materialien wirst du bauen, wirst du nur dem Gesetz des Geldes und des Profits nachlaufen oder wirst du versuchen deine eigenen Ideale zu verwirklichen? Vom Durchschnitt der Bevölkerung wird vieles als Erfolg bezeichnet, was in Wirklichkeit kein wahrer Erfolg ist: Geld, Besitz, Macht, Profit. Aber welchen Preis zahlen wir dafür und vor allem, was macht uns wirklich zufrieden, was lässt uns am Abend dankbar und glücklich einschlafen und voll Zuversicht in den nächsten Tag blicken? Ich kenne viele Menschen, die haben alle materiellen Güter, die man in der westlichen Welt so hat: eine schöne Wohnung mit Pi, Pa, Po, Auto, volles technisches Equipment, sie haben auch eine Frau und Kinder, aber glücklich sind sie nicht, ja nicht einmal zufrieden und zudem oft noch krank. Vielleicht bezeichnen sie sich sogar selbst als erfolgreich – ihre Nachbarn tun es sicher, wegen dem Status quo, der als Erfolg angesehen wird. Doch können wir das als Erfolg bezeichnen, wenn schleichende Depression, Stress, Unruhe und Sorgen, ja eine tiefe Unzufriedenheit und Sinnlosigkeit sich in ihre Seelen eingenistet haben? Können wir von Erfolg sprechen, wenn mehr als die Hälfte der jungen Familien mit Bankkrediten belastet sind, die ihnen für die nächsten zwanzig Jahre jeden finanziellen Bewegungsspielraum nehmen? Können wir von Erfolg sprechen, wenn unsere Geldgier die Mitwelt und Umwelt zerstört, wenn das soziale Gleichgewicht gefährdet ist und Müllberge, Arbeitslosigkeit und Zivilisationskrankheiten stärker anwachsen als die Geburtenrate?

Die wichtigste Vorbereitung, um Erfolg verwirklichen zu können, ist daher weniger eine materielle Frage als vielmehr eine ideelle: „Was will ich wirklich? Will ich Geld, Haus, Vergnügen nur für mich haben ohne auf andere Menschen und die Natur Rücksicht zu nehmen? Oder will ich sowohl mein eigenes Wohl als auch das all der anderen?“

Stell dir diese Frage jetzt und gib dir eine ehrliche Antwort. Wie immer wir unsere scheinbaren Erfolge in unserer *„Haben-Bilanz“* betrachten, analysieren wir sie genauer, so entdecken wir die Täuschung, der wir unterlegen sind. Diese Täuschung ist die Besitzillusion! Wer *„Erfolg – haben“* will, wird dies durch *„haben-wollen“* zu erreichen versuchen. Möglicherweise ist es egal, was man hat, Hauptsache haben, haben, haben! Doch in Wirklichkeit ist jedes Haben eine Illusion. Denn alles, was ich scheinbar habe, ist nur vorübergehend in meinem Besitz. Alles Gut dieser Welt ist geborgtes Gut. Nichts habe ich wirklich, alles ist vergänglich, nichts von all dem können wir mitnehmen, am Ende unserer Tage, dann - wenn der Ruf kommt - müssen wir auch unseren Körper verlassen. Wozu sollten wir uns länger mit *Erfolghaben* beschäftigen. Alles Haben ist doch nur eine Illusion, einer Fatamorgana gleich, die uns immer tiefer in die Wüste der Sinnlosigkeit lockt und uns mit falschen Versprechungen verführt.

Erfolgreich sein unterliegt keiner Bilanz von Soll und Haben! Der Schlüssel zum wirklichen Erfolg in unserem Leben ist das Geheimnis des *„Seins"*. Die Naturvölker wissen und wussten das. Wenn es darum ging Wasser zu finden, so nahmen die Aborigines zum Beispiel einen kleinen Stein oder einen Fruchtkern in den Mund. Sie lutschten daran, um so viel Speichelflüssigkeit wie möglich in ihrem Mund zu erzeugen. Sie konzentrierten sich so sehr auf die Flüssigkeit, das *„Wasser"* in ihrem Mund, bis ihr Geist vom Gefühl des *„Wasserseins"* so erfüllt war, dass sie das Element Wasser in solch einer Intensität in sich spürten, dass sie sich selbst als *„Wasser-Element"* empfanden. Das heißt, sie spürten die Schwingung der Wassemoleküle in sich. Gemäß dem Schwingungsgesetz konnten sie sich nun vom inneren Instinkt einfach leiten lassen um auch im Außen Wasser zu finden. *Denn wer die Atom-Schwingung kennt, von dem was er sucht, dem eröffnet sich der geheimnisvolle mikrokosmische und makrokosmische Beziehungspfad.*

ICH BIN und der gesamte Kosmos beantwortet mein SEIN, indem der ganze Kosmos sich mit mir in Beziehung setzt. Indem ICH BIN, gebe ich dem gesamten Kosmos etwas: meine Gedanken, meine Freude, meine Melancholie, meine Liebe, meine Hoffnung, meine Illusionen, meine Worte, meine Lebensinhalte. Mein Sein hinterlässt im gesamten Strom des universellen Lebens eine feine, zarte, individuelle und persönliche Spur. Niemand anderer kann diese Spur für sich beanspruchen, fälschen, verhindern oder gar zerstören – es ist meine Spur. Es ist deine ganz persönliche, individuelle und einzigartige Spur, die auch du ziehst. Sehr wohl aber können andere Lebensformen im Fluss auf deine oder meine Spur antworten, indem sie beispielsweise in Resonanz gehen mit deinen oder meinen Gedanken, Worten, Handlungen. Ebenso können wir, du und ich, auf die Spur anderer Lebensformen antworten. Es ist ein Geben und Nehmen. Es ist ein Spiel mit wechselseitiger Beziehung. Dieses Geben und Nehmen sollten wir weit über materiellem Geben und Nehmen beobachten. Denn es ist die WAHRNEHMUNG, die aus dem Geben und Nehmen kommt. SEIN bedeutet WAHRHEIT-ANNEHMEN, Wahrheit leben im Spiel der Beziehungen. ICH BIN ist eine Erfahrung der Beziehung zu mir selbst, der Beziehung zu anderen Wesenheiten, Menschen, Tieren, Pflanzen, Steinen; ICH BIN ist eine Erfahrung der Beziehung zu meiner Mitwelt, der Beziehung zum Kosmos, der Beziehung zu Gott. Beginnen wir unser Leben aus dem *ICH BIN-Bewusstsein* heraus zu handhaben, zu managen, so erkennen wir, dass der Erfolg unseres Managements von der Qualität der Beziehungen abhängt.

Eine schlechte Beziehung zu uns selbst wird unser Selbstmanagement beeinträchtigen. Eine schlechte Beziehung zur Familie wird unser Familienmanagement zu Fall bringen. Eine schlechte Beziehung zu unseren Mitarbeitern wird den Erfolg unseres Firmenmanagements beeinflussen. Eine schlechte Beziehung zu Geld wird unser Finanzmanagement verunsichern. Eine schlechte Beziehung zu unserer Mitwelt wird unser Erfolgsmanagement an den Tücken der Natur zerschellen lassen. Eine schlechte Beziehung zu Geschäftspartnern wird unser Management spürbar einengen und uns selbst ins Abseits drängen. Eine schlechte Beziehung zu den Materialien, die wir verarbeiten, wird uns viele Misserfolge bescheren. Eine schlechte Beziehung zu Gott wird uns über kurz oder lang in unserem gesamten Management überfordern, denn da, wo der Glaube, die Intuition, die Inspiration und der Segen fehlen, da werden wir, allein auf unser Ego, Wissen und Können gestellt, bald die Ohnmacht spüren, wenn das Schicksal auf uns ungeschützt herniederprasselt. Schicksal, das ist die kristallisierte Wahrheit, die uns aus dem Kosmos geschickt wird, damit wir erkennen, dass unser Sein und unser Leben eine Sache der guten und fairen Beziehungen ist. Denn wir sind nicht allein hier auf dieser Welt, wir sind Teil einer wunderbaren Vernetzung von lebenden Organismen. Wir verfügen über das Geburtsrecht der Freiheit, aber nur so lange, so lange wir auch die Freiheit anderer Lebewesen als deren Geburtsrecht respektieren.

Gute Beziehungen sichern unser Wohlergehen und den Erfolg unserer Unternehmungen. Ein erfolgreiches Management orientiert sich an Idealen, an Werten und an Tugenden und baut auf tragfähigen, liebevollen Beziehungen auf. Intuitives Reiki Licht-Management ist so ein erfolgreiches Beziehungsmanagement, da es als oberstes Ziel die Beziehung zu Gott setzt: GOTT, der/die/das ALL-ES-IST! Gott, die Quelle des Lebens! Da unser aller Leben aus EIN und DERSELBEN Quelle kommt, ist jene Gottheit, von der ich spreche, EIN und DERSELBE Gott, egal welchen Namen wir ihm/ihr geben. Beziehen wir uns auf Gott, so kommen wir in Berührung mit den göttlichen Strahlen des Lichtes, der Krone Elohim. (Genaue Beschreibung in meinem Buch *„Friede sei mit mir - Lichtorden Erzengel Hanael im Dienste der Menschheit“*. Aus diesen Licht-Strahlen kommt uns die Liebe, die Weisheit und die Allmacht Gottes entgegen, um uns zu führen, zu leiten und zu beschützen. Ich hoffe, du erkennst jetzt, was Management wirklich bedeutet, denn der Begriff wird vom lateinischen *manum agere* abgeleitet, was so viel heißt wie *jemanden an die Hand nehmen und führen.*

Beziehen wir uns auf den höchsten Bezugspunkt, die höchste Quelle Gott, so nimmt Gott uns mit seinem/ihrem Licht an der Hand, um uns zu führen. Mit diesem Segen aus der allerhöchsten Quelle werden all unsere Handlungen segenbringend und erfolgreich sein. Unser Management, egal ob wirtschaftlich, privat, gesellschaftlich, religiös oder politisch muss sich selbstverständlich zum höchsten Wohle von uns selbst, von jedem anderen und vom Großen Ganzen ausrichten. Nicht Profit einzelner, sondern nur das Wohlergehen aller Lebewesen, dürfen wir als Erfolg ansehen. Erst wenn wir unsere Beziehungen allen Menschen und der Natur gegenüber in Liebe, Fairness und mit Respekt vor dem Lebensraum und der Freiheit anderer Lebewesen ausgerichtet haben, dürfen wir das Erfolg nennen. Dieser Erfolg wird zur ERBFOLGE, die wir nach den alten Gesetzen dann antreten.

Dann wird der König zu denen an seiner Rechten sagen: „Kommt her, Gesegnete meines Vaters, erbt das Reich, das euch bereitet ist von Grundlegung der Welt an!" (Matth. 25,34). Das Reich selbst ist Teil unseres Erbes. Dieses Erbe steht jedem Kind Gottes zu. In Hebräer 9,15 heißt es: „Darum ist er [Christus] Mittler eines neuen Bundes, damit die Berufenen die Verheißung des ewigen Erbes empfangen."

Christus ist das Licht Gottes, das in jedem Herzen als ewiger göttlicher Funke in der dreifaltigen Gottflamme lebt. Sobald du dir deiner Beziehung zum gesamten Universum bewusst bist und Verantwortung übernimmst, darfst du dich als BERUFENE/R ansehen und wirst deine BERUFUNG auch erkennen.

Geld ist ein Beziehungsspiel

Wenn wir den Begriff Management hören, denken wir unwillkürlich an Geld. Viele Menschen zerbrechen sich den Kopf über das Geld. Bücher werden darüber geschrieben und Studien angestellt. Dabei ist gerade das Thema Geld eines der einfachsten Themen und schnell auf den Punkt gebracht. Es ist nicht notwendig Geld beinahe zu einer Massenpsychose aufzuschaukeln. Bereits zu viele Menschen sind dem Mumpitz um die Wichtigkeit des Geldes auf den Leim gegangen. Es wird heute so betrachtet, als ob jedes Geschäft, jedes Unternehmen nur deshalb existieren würde, damit Geld erwirtschaftet wird. In Wirklichkeit ist es nicht die Aufgabe eines Unternehmens Geld zu erwirtschaften, sondern die Aufgabe eines Unternehmens ist es ein gutes Produkt zu erzeugen und auf den Markt zu bringen oder eine gute Dienstleistung anzubieten. An dieser Aufgabe sind immer mehrere Menschen beteiligt. Diese Menschen setzen ihre Fähigkeiten ein, jeder nach seiner Art und läuft es gut, dann wird *nach getaner Arbeit das Einkommende* geteilt. Denn ist das Produkt fertig, die Dienstleistung erbracht, dann wird von dem, der Produkt oder Dienstleistung erwirbt, eine Gegengabe erbracht. Diese *Gabe des einen* ist das *Einkommen des anderen*! Jedem, der an der Produktion oder Dienstleistung mitbeteiligt war, hat ein Recht auf *seinen Teil* dieser Gabe. Das ist der Lohn (die Belohnung) für die Arbeit. Das ist das Einkommen, das nun jedem/r einzelnen Mitarbeiter/in zusteht. Dieses *„Einkommende“* wird nun wieder als *Gabe* benutzt für all das, was der Mensch in seinem Leben nicht selbst produziert oder leistet, sondern als Produkt oder Leistung von anderen erwirbt. Du siehst, es ist ein Beziehungsspiel und wir spielen es nicht mit Murmeln, sondern mit Geld. Es handelt sich immer um GEBEN und be- KOMMEN. Ausgeben und Einkommen. Einer gibt Geld aus, der andere bekommt es. Dann gibt wieder dieser Geld aus und der andere bekommt es. Ein reines Beziehungsspiel. Die alles entscheidende Frage dabei ist: *„Wie gerne gebe ich?“*

Ja, nur um diese Frage geht es! Sie ist die alles entscheidende Frage im Umgang mit Geld. Gebe ich gerne oder gebe ich nicht gerne. Da im kosmischen Gesetz das Ausfließende immer das Einfließende bestimmt, wird der, der gerne gibt, auch leicht bekommen. Das ist ein energetisches Gesetz. Denn der, der gerne gibt, dem wird auch gerne gegeben. Der, der knausrig ist, geizig und alles für sich allein haben will, der wird sein Geld auch schwer bekommen, denn er wird nach dem Resonanzgesetz die gleichen Geschäftspartner anziehen, jene, die genau so falsch, hinterlistig, geizig und gierig sind wie er selbst. Ein schwer verdientes Brot erwartet die Geizigen.

Die Sache ist so einfach, dass es auch keine Ausreden gibt. Denn es geht eigentlich nicht um die Menge, um das *Wieviel du gibst*, sondern es geht um die Liebe, mit der du gibst und um die Dankbarkeit, mit der du annimmst. Auch wenn du wenig hast, kannst du das Wenige mit Liebe und gerne geben. Auch wenn du wenig Geld bekommst, aber dafür viel Wertschätzung und Liebe, ist dies ein Lohn, den du dankbar annehmen kannst. Gibst du aber wenig und ohne Liebe, so entziehst du dem, den du belohnen sollst, deine Wertschätzung und somit wichtige Lebensenergie und das fällt dann auch auf dich zurück.

Reinige daher jeden Geldschein, jede Münze und Kreditkarte, die du in die Hand nimmst mit dem 1. Reiki-Symbol CR. Wenn wir mit Reiki arbeiten, die Geldscheine mit Reiki reinigen, dann macht das Sinn. Denn die Geldscheine gehen von Hand zu Hand und auf jedem Schein klebt eine Schwingung. Auch wenn du mit der Kreditkarte zahlst, wird jede Überweisung, jeder Geldtransfer von deiner Schwingung begleitet. Reinige das Geld, das Konto, die Kreditkarten mit dem ersten Reiki-Symbol CR und lade alles mit dem zweiten und dritten Reiki-Symbol SHK und HS mit Liebe auf. Transformiere gleichermaßen in deinem Bewusstsein, wie in deinem tatsächlichen Umgang mit Geld alle Existenzängste, Geiz, Gier, Frust, Aggression, Abhängigkeit, Falschheit und was noch so alles am Geld klebt. Lade das Geld und gleichermaßen dein eigenes Bewusstsein mit Liebe auf, mit Gedanken der Dankbarkeit, der Fairness, Leichtigkeit und Freude. Mache das Geld zu dem, was es ursprünglich war - eine gute, wertvolle Gabe der Liebe und Wertschätzung, die wir Menschen einander entgegenbringen.

Die Numismatik ist die Münzkunde, Numinus ist das Göttliche. Das göttliche Gesetz im Universum regelt all unsere Beziehungen durch das Gesetz von Ursache, Wirkung und Resonanz. Damit wir all die unbewussten Tücken in den komplexen Geld-Beziehungsspielen unserer Zeit durchschauen und erlösen können, müssen wir den Mut haben tiefer hineinzuschauen, um die kosmischen Gesetze und kosmischen Spielregeln ergründen zu können.

Das morphogenetische Beziehungsfeld

Kein Mensch und kein Lebewesen ist unbeteiligter Betrachter des Schauspiels der anderen, sondern jeder Mensch und jedes Wesen, Raum, Zeit und Materie wirken am schöpferischen Prozess der Wandlungen mit. Wir alle stehen gleichermaßen auf der Bühne des Lebens und agieren in unseren Rollen mehr oder weniger bewusst. Jeder spielt mit, auch du! Nur indem ein Mensch da ist, strahlt er bereits eine Energie aus, nimmt einen Raum ein und spielt eine Rolle als Agierender, Betrachter, Mitläufer, Anführer, Kritiker, Bewunderer usw. Nicht nur die aktive Handlung hat eine Wirkung, sondern auch jedes passive Verhalten hat eine energetische Struktur, die von uns ausstrahlt. Wenn du in Salzburg als Tourist vor der wunderbaren Kulisse des Schlosses Mirabell stehst, dann meinst du vielleicht, du seist nur Betrachter, unbeteiligt, unwichtig und hättest keinen Einfluss auf das Zeitgeschehen. Doch das stimmt nicht. Du nimmst in der Statistik der Salzburg-Touristen eine ganz bestimmte Zahlenkomponente ein, und diese Zahl ist nicht nur Teil einer Summe, die die Restaurierungs- und Erhaltungskosten rechtfertigt und ermöglicht, sondern diese Zahl verbindet dich automatisch mit all jenen Menschen, die - vor und nach dir - das Schloss betrachten. Du bist ein Mitglied in einer Menge geworden mit einem ganz bestimmten Stellenwert. Dein inneres Bild, deine Gefühle, deine Wahrnehmung sind Teilaspekte der Summe der Wahrnehmungen aller Betrachter und somit ein wesentlicher energetischer Schwingungsaspekt im morphogenetischen Feld. Außerdem verewigst du die Schönheit des Schlosses in deiner Akashachronik und kannst bei Bedarf das Bild und den Eindruck des Schlosses in Salzburg dir wieder ins Gedächtnis holen. Jedes Wesen ist wichtig, wertvoll und einzigartig in diesem Sein und lebt aus einer geheimnisvollen Berufung heraus als *Teil des Ganzen* mitwirkend.

Wenn wir mit den Methoden des zweiten Reiki-Grades die Symbole und Mantras einsetzen, dann aktivieren wir die Energie im morphogenetischen Beziehungsfeld auf eine besondere Art und Weise. Der Begriff morphogenetisch kommt von *morphe* (griech.) = Gestalt, Form und *genesis* = Erzeugung, hervorbringen. Die Idee der *morphischen und morphogenetischen Felder* geht auf den Biochemiker und Biologen Prof. Rupert Sheldrake zurück. Nach Sheldrakes Ansicht werden alle Formen in der Natur, seien es Menschen, Tiere, Pflanzen, selbst anorganische Materie, von so genannten morphogenetischen, also formbildenden, elektromagnetischen Kräften gesteuert, die Felder erzeugen. Diese Felder bewirken beispielsweise die

Einheitlichkeit einer Spezies und sind zugleich ein Gedächtnisorgan, in dem alle Informationen über die Struktur und Form eines jeden Organismus gespeichert sind. Diese Felder haben eine holographische Struktur, wodurch die entsprechenden Informationen im Prinzip überall im Universum vorhanden und abrufbar sind. Sobald wir in bewusste Beziehung mit diesen morphogenetischen Feldern treten und sensibel und geschult sind, können wir die darin gespeicherten Informationen in unseren Bewusstseinskanal einfließen lassen. Wir speisen - bewusst oder unbewusst - durch alles, was wir denken, sagen und tun permanent die Kräfte in diesen Feldern. Sobald wir diese Bewusstheit erlangen, ist es unglaublich spannend die aktive Kommunikation und Interaktion mit diesen morphogenetischen Feldern zu erproben. Alles, was wir tun müssen, ist uns bewusst mit ihnen in Beziehung zu setzen. Lass uns daher einmal anschauen, wie so ein morphogenetisches Beziehungsfeld aussieht.

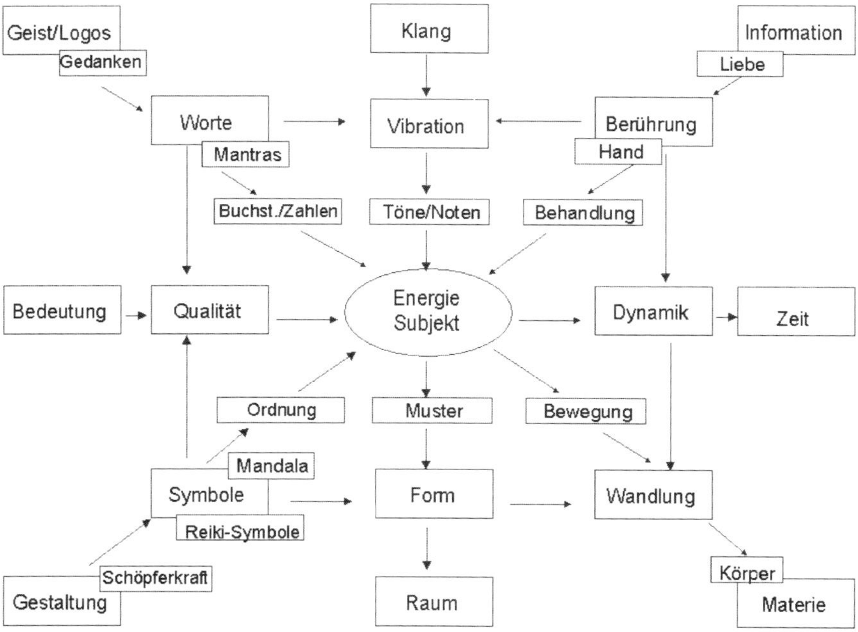

Schau dir dieses Diagramm bitte sehr genau an und versuche seine Bedeutung zu erfassen. Die Pfeile sollen nur ein Beispiel einer möglichen Richtung andeuten, es sind aber auch alle anderen Wechselbeziehungen und Ausrichtungen möglich. Da Energie immer subjektbezogen ist, kannst du in die Mitte statt Energie auch jedes beliebige Subjekt setzen um das Beziehungsdiagramm dieses Subjekts zu studieren. Du kannst also Subjekt Mensch in die Mitte setzen oder Subjekt Menschheit, Subjekt Firma, Geschäft, Team oder Baum, Fisch, Erde, Universum, usw. Letztendlich kommst du zur Energie, die ALLES IST: GOTT. Betrachten wir das Diagramm als Fläche, so verführt es uns zu linearem Denken. Es vermittelt das altbekannte Bild des Geistes als Logos, der den Schöpfungsakt in Gang setzt und durch Wort-Klang und Wort-Bedeutung Schöpfungskraft, also Licht hervorbringt, das durch die Berührung die Information bewirkt. Alles zusammen sammelt sich in der Energie des Subjekts und bringt Zeit, Raum und Materie hervor. Doch woher kommt Geist (Logos mit Klang und Bedeutung), Information (Liebe) und Gestaltung (weise Schöpferkraft) und wohin gehen Zeit, Raum und Materie?

Betrachten wir die Grundlagen im morphogenetischen Beziehungsfeld lange genug, so erkennen wir, dass nichts voneinander getrennt existieren kann. ALLES, WAS IST hat seinen ureigensten Klang und Geist, alles hat seine einzigartige Gestalt, seine wertvolle Information und seine ganz spezielle Energie, in der es sich zeit- und raumbedingt verwirklichen kann. Das bedeutet auch, dass alles zusammen immer schon da war als Realisationsmöglichkeit, weder Logos noch Form oder Information kam vorher oder nachher, denn nichts kann getrennt voneinander existieren. Oder anders gesagt, alles steht in immerwährender Beziehung zueinander! Wir erkennen auch, dass die Energie, die ins Subjekt einfließt, auch wieder aus dem Subjekt ausfließt oder vielleicht besser gesagt ausstrahlt. Denn Raum, Zeit und Materie (Körper) sind ja nichts vom Subjekt Getrenntes. Dennoch bewegen sich Raum und Zeit scheinbar nach außen - es vermittelt uns das Bild, als würde das Universum sich ständig ausdehnen. Zeit geht in die Unendlichkeit ein. Von Materie behaupten wir, dass sie zerfällt. Andererseits nehmen wir an, dass Energie nie verloren gehen kann, sondern sich nur wandelt. Betrachten wir dieses Bild tief genug, dann erkennen wir, dass es eine weitere Dynamik im morphogenetischen Beziehungsfeld geben muss. Es gibt sie natürlich, wenn wir eine Phase in die nächste Dimension legen. Stellen wir uns also vor, das Diagramm wäre die Grundfläche einer Pyramide.

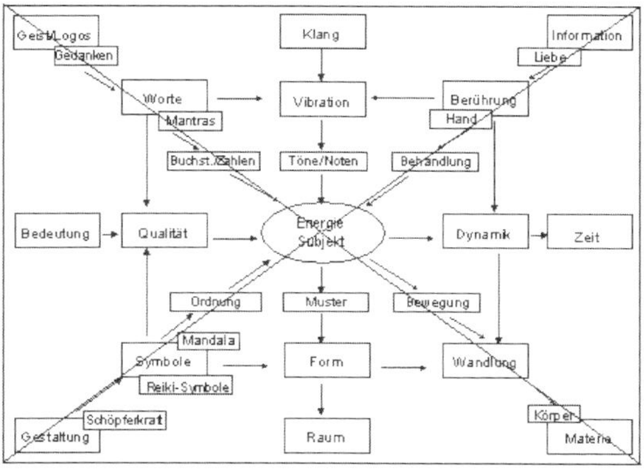

Wir können es jetzt so betrachten, dass wir annehmen, dass alle Informationen aus dem morphogenetischen Beziehungsfeld in der Spitze der Pyramide zusammenlaufen. Das geschieht durch die rotierende Bewegungsenergie entlang der Kanten, die der Pyramide zu eigen ist. Die Physik bestätigt das, da sie nachweist, dass die rotierenden Bewegungsenergien in der Pyramide in der Spitze zusammenlaufen, wohingegen sie im Würfel beispielsweise auch entlang der Kanten sich rotierend bewegen, aber an den Ecken zusammenkommend diagonal in die Mitte des Würfels geschleudert werden. In der Spitze der Pyramide fließen alle Informationen in einem Punkt zusammen - münden also in der Dimension null. Punkt ist Dimension null. Null ist Ursprung und Quelle. Die Pyramide ist das Symbol des Höheren Selbst eines Subjekts. Betrachten wir dieses Bild eingehend, so beginnen wir zu erkennen, dass es nicht mehr wichtig ist, welches Subjekt wir in der Mitte platzieren. Nimm als Beispiel dich selbst. Setze dich selbst als individuelles Subjekt in die Mitte und visualisiere über dir und deinem Beziehungsfeld eine Licht-Pyramide. Alle Informationen laufen in der Spitze deiner Pyramide in deinem Höheren Selbst zusammen. Dann mache es mit allen Pflanzen und Tieren und allen Lebewesen, die ja auch in unser Beziehungsfeld als Nahrung, Lebensraum und Spielgefährten mit hereinwirken - nimm alles in deine Licht-Pyramide herein. Stelle dir nun vor, wir machen es mit allen Menschen. Jeder Mensch hat ein Höheres Selbst, welches Informationsträger, Geist und Schöpfungskraft zugleich ist. Das Höhere Selbst trägt den Bewusstseinsaspekt unserer Seele. Nun setzen wir über alle Menschen nochmals eine Licht-Pyramide. Diese Pyramiden drehen sich, wie alles im Universum sich dreht und werden so zu Kegelpyramiden.

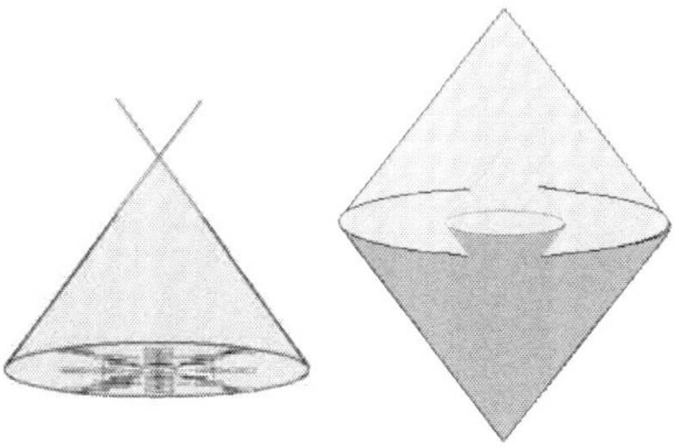

Wir aktivieren damit das gemeinsame Höhere Selbst aller Menschen und erkennen, dass wir vereint sind in der Weltenseele, die auch Triade genannt wird.

Die im Beziehungsdiagramm ausfließende Energie von Raum,

Materie und Zeit sammelt sich und geht in Information über. Die Information sammelt sich als Schwingung, Klang und dies erwirkt im Geist einen Impuls, der sich in seiner Bedeutung zur gestaltenden Schöpferkraft ausdehnt. Das Spiel beginnt von Neuem. Ist die Information aus Raum, Zeit und Materie in Liebe erlöst, so beginnt diese Liebe in sich zu schwingen und erzeugt einen Klang und einen Raum. Klangraum und Vibration bringen ein Muster hervor. Gleichzeitig erzeugt der innere Klang einen Gedanken, ein Wort und gewinnt an Bedeutung mit bestimmter Qualität. Die Bedeutung will sich verwirklichen, will Gestalt annehmen und wird so zur Schöpferkraft, die eine (neue) Ordnung erzeugt. Alles das fließt in subjektiver Energie zusammen, die nun in Raum und Zeit Form und Gestalt annimmt. Um was auch immer es geht, Dynamik, Rhythmus und Bewegung bleiben als Prozess und Energie. Qualität, Form und Schwingung ergeben die Struktur und verändern sich laufend - Subjekt.

Wir sehen, es kommt zu einem Kreislauf. Du kannst an jedem beliebigen Punkt im Diagramm beginnen.

Z.B.: Geist/Logos erwirkt Bedeutung; Bedeutung erwirkt Gestaltung; Gestaltung erwirkt Raum; Raum erwirkt Materialisation; Materialisation erwirkt Zeit; Zeit erwirkt Information; Information erwirkt Klang (Schwingung); Klang erwirkt Geist/Logos.

Oder: Zeit trägt Information; Information trägt Klang, Schwingung; Schwingung trägt Geist/Logos; Geist/Logos trägt Bedeutung; Bedeutung trägt Gestaltung; Gestaltung trägt Raum; Raum trägt Materie; Materie trägt Zeit.

Oder: Zeit bindet Materie; Materie bindet Raum; Raum bindet Gestaltung; Gestaltung bindet Bedeutung, Bedeutung bindet Geist/Logos; Geist/Logos bindet Klang; Klang bindet Information; Information bindet Zeit; und so weiter.

Wenn wir also eine sich drehende Pyramide über jedem Lebewesen aktivieren und dann über alle Lebewesen nochmals eine drehende Pyramide setzen, so erkennen wir, dass es zu einem andauernden Impulsaustausch, einer Bewegung und einem Energiefluss kommt, der viel komplexer und vielschichtiger ist, als das flächige Beziehungsdiagramm es zeigt.

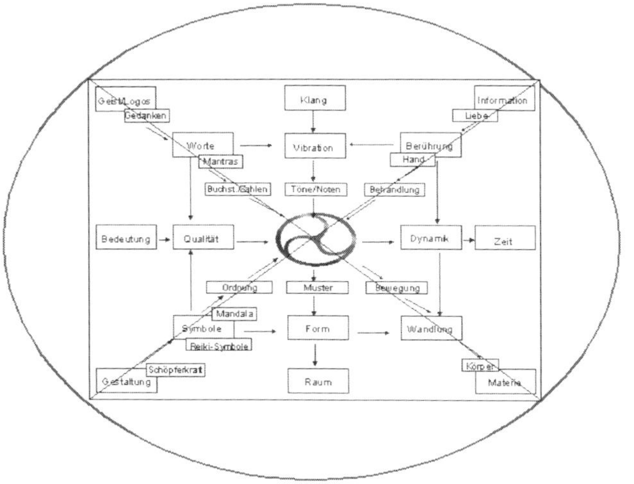

Jede sichtbare Form hat zudem in der ungeoffenbarten Einheit ihr gespiegeltes Komplementär. Eine Pyramide ist daher genau genommen immer ein Oktaeder.

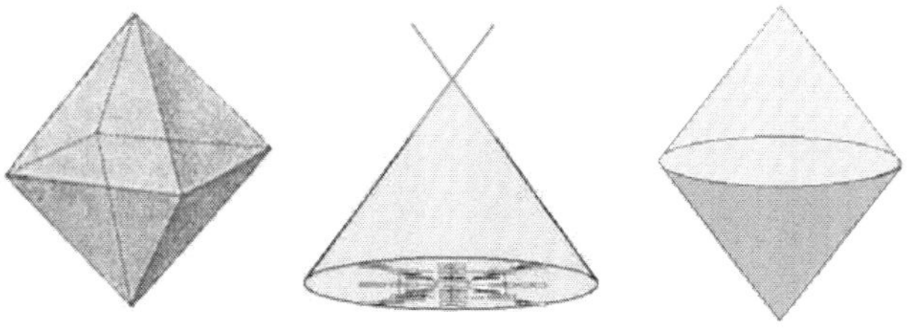

Da auch die Pyramide selbst sich dreht, wird sie zu einer Kegelpyramide. Da Dimension null natürlich nach vollendeter Reise wieder in Dimension null (= die absolute Dimension zwölf) mündet, stellt es sich uns anschaulicher dar wie eine Eieruhr.

Die Drehung der Pyramide erfolgt so, dass in der Spitze sich die Drehrichtung ändert. Dreht sich die aus unserer dreidimensionalen Sicht untere Pyramide rechtsherum, dann dreht sich die darüberliegende linksherum und umgekehrt.

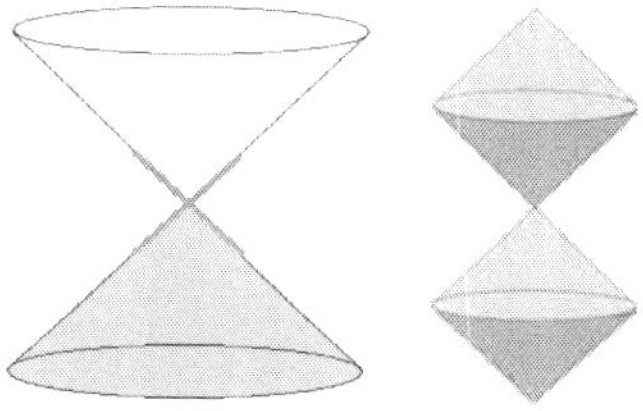

Anmerkung: *Die für den menschlichen Energiekörper so wichtigen Chakras drehen sich auch als Kegelpyramiden mit entgegengesetzten Drehrichtungen im Schnittpunkt zum Kegel-Oktaeder. Fälschlicherweise meinen einige Reiki-Praktizierende, die Chakras seien Scheiben und beeinflussen willentlich und mental die Drehrichtung. Das kann zu einem großen Schaden führen, denn jedes Chakra schwingt automatisch in beiden Drehrichtungen gemäß der doppelten Kegelpyramide und es liegt am mangelnden Wahrnehmungsvermögen des Betrachters beide Drehrichtungen erkennen zu können. Es ist Unwissenheit diese beeinflussen und korrigieren zu wollen. Wenn ein Chakra nicht richtig arbeitet, dann ist es blokkiert oder geknickt. Schon eine ganz normale rhythmische Reiki-Behandlung kann die Blockade lösen und das Chakra auf- und ausrichten. Ist dies geschehen, stellt sich die Drehrichtung von alleine ein, so wie es für das individuelle Körpergleichgewicht momentan benötig wird. Eine weitere Möglichkeit ist es mittels Fernreiki um eine Auf- und Ausrichtung der Chakras zu bitten und die intelligente Reiki-Energie die Heilarbeit tun zu lassen. Reiki ist eigenintelligent.*

Aus dem unoffenbarten ewigen Tao kommt ein erzeugender Impuls aus dem Geist: Logos, der zeugende Lichtstrahl! Dieser gewinnt an Bedeutung und Schöpferkraft. Lebensenergie entsteht. Die

Bewegung geht von oben nach unten. Vom Himmel in die Materie. Sammelt sich die Lebensenergie in einem Subjekt, so zeigt es sich entweder weiblich XX oder männlich XY. Nun strebt das Subjekt seiner Entwicklung und Vollendung zu. Wir Menschen verwirklichen uns in unserem Leben durch unsere Erfahrung - be-WEG-en, unsere Erkenntnis - Be-GREIFEN und die Suche nach Zufriedenheit - für GUT-befinden. Dabei lernen wir durch unsere Beziehungen zueinander, zur Natur und zu allen Erscheinungsformen in unserem Umfeld. Sobald wir bewussten Kontakt mit unserem Höheren Selbst aufnehmen, sind wir auch bewusst mit der Weltenseele und dem universellen morphogenetischen Beziehungsfeld in Kontakt. Wenn wir durch das Tor der 5. Dimension in die nächste Zeitebene gehen, die nicht mehr linear verläuft (Vergangenheit, Gegenwart, Zukunft), sondern vielmehr den Charakter von Zeitlosigkeit (zeitlose Ruhe) im Sinne allgegenwärtigen JETZT-Bewusstseins bedeutet, sind wir mit höheren Dimensionen bis hin zur höchsten Dimension Gott wieder bewusst verbunden. Da wir freien Willen haben, bedarf es einer willentlichen Entscheidung um einen Informationsfluss aus höherer Dimension für uns aktivieren zu können. Unsere Gene haben diese Information, die sich im Schnittpunkt des doppelten Kegels in der Spitze zeigt, gespeichert. XX = weiblich. XY = männlich. Mit X tragen wir die Information des vereinten Yin/Yang immer in uns. Gemäß dem zweiten X oder Y erleben wir wechselweise die erzeugende und die empfangende Energie, männlich, weiblich.

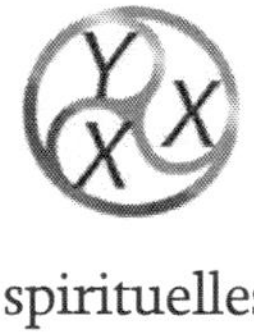

Je weiter entwickelt ein spirituelles Lebewesen und eine spirituelle Gesellschaft ist, umso ausgeglichener sind die Wirkungen der aktiven männlichen Energie und der empfangenden weiblichen Energie sowohl im Individuum selbst als auch in der Gesellschaft mit ihren Systemen, also auch im morphogenetischen Beziehungsfeld. Wie immer die innere Vernetzung im morphogenetischen Beziehungsfeld sich auch darstellt, der Kreislauf bleibt. Das können wir uns mittels intuitivem Reiki Licht-Management zu Nutze machen.

Reiki Beziehungs-Management

Um hier Erläutertes verstehen zu können solltest du bereits einige Praxiserfahrung im Umgang mit Reiki und mit den Reiki-Symbolen des zweiten Grades haben. Ich empfehle dir meine drei Bücher über *„intuitives Reiki der erste Grad, der zweite Grad und der Meistergrad“* vorab zu lesen. Wenn du dort erklärtes Reiki-Grundwissen verinnerlicht hast, wirst du die Essenz der Aussagen in diesem Buch leichter verstehen können.

Im ersten Reiki-Grad lernen wir mit uns selbst - mit unserem Höheren Selbst - in bewusste Beziehung zu treten. Durch die Eigenbehandlung erlangen wir vor allem Information über uns selbst. Wir beginnen zu fragen:

„Wer bin ich?“

„Woher komme ich?“

„Wohin gehe ich?“

Selbstbewusstsein und Selbstheilungskraft werden aktiviert. Viele Menschen erleben in diesem Prozess, wie in ihnen schlummernde Energien frei werden. Das können verdrängte Energien sein, die nun zur Bearbeitung und Wandlung an die Oberfläche kommen, das können neue kreative Energien sein, die neue Chancen der Selbstverwirklichung privat, beruflich und künstlerisch mit sich bringen.

Durch den ersten Reiki-Grad lernen wir in Beziehung mit uns selbst zu treten. Wir beginnen zu erkennen, wie ehrlich oder wie unehrlich wir zu uns selbst sind und nach und nach lernen wir uns zu authentischen, bewussten Lebewesen zu entwickeln. Lebenslügen werden transformiert, alte Dogmen und Glaubenssätze lassen wir los, Manipulation und Selbst- oder Fremdbetrug wird aufgedeckt. Doch Authentizität und Integrität zu entwickeln braucht unsere bewusste Einwilligung und unsere willentliche Unterstützung. Reiki ist kein Allheilmittel, das von alleine abläuft, sondern ein Pfad der Selbstheilung, der Selbstbewusstwerdung und der Selbstverwirklichung. Dabei sind wir als ganzer Mensch gefordert mit Herz, Hirn und Gefühl und müssen Verantwortung übernehmen und das Erlernte auch tatsächlich im ganz normalen Leben umsetzen.

Es ist eine Chance uns selbst ganz neu zu entdecken. Wir bekommen sozusagen eine erweiterte Wahrnehmung von uns selbst und eine tiefere Einsicht. Diese tiefere Einsicht verbindet uns mit unserem Höheren Selbst und mit der Quelle allen Lebens, mit Gott. Erst wer sich selbst kennt, lernt andere Menschen wirklich kennen. Wer sich selbst nicht kennt, der wird immer wieder Opfer von Projektion und Manipulation. Erst wenn ich weiß, wer ich bin, kann ich mich von anderen unterscheiden und dennoch anerkennen, dass ich Teil eines Großen Ganzen bin, mit allem vernetzt und verbunden. Selbstbewusstwerdung lässt Individualität und Einzigartigkeit erblühen und bringt Freiheit. Freiheit bedeutet das eigene Leben ebenso zu achten wie das Leben anderer Lebewesen auf diesem Planeten. Wer Freiheit für sich mit Macht beansprucht und dabei anderen die Lebensbedingungen und den Lebensraum wegnimmt, der ist nicht frei, sondern an seine Erfahrung des Egoismus und der Rücksichtslosigkeit gebunden.

Erst wenn der Mensch nach dem Gesetz von Ursache und Wirkung Erlösung erlangt hat (sein Karma aufgelöst hat), wird er Freiheit erlangen. Freiheit ist nur in Liebe möglich. Freiheit ist nur mit Klarheit möglich, mit Respekt vor sich selbst, vor anderen und vor Gott. Das bedeutet Demut. Wir beginnen zu erkennen, dass wir selbst ganz gleich göttlich und einzigartig sind wie jeder andere Mensch und jede andere Lebensform auch. Von diesem Zeitpunkt an wird uns bewusst, dass es nicht darum geht irgendjemanden oder irgendetwas zu besitzen, sondern dass es einzig und allein darum geht, in welche Beziehung wir zu uns selbst, zu anderen Menschen, zur Natur und zu den verschiedenen Systemen treten. Worauf es ankommt, das sind unsere Beziehungen und unsere Erfahrungen. Sobald wir das begreifen, erlangen wir die Möglichkeit zu bewusster eigenverantwortlicher Handlung. Erst wenn wir zur bewussten Handlung fähig sind, erlangen wir auch die kosmische Autorität für *das Manum Agere* - das Management, das uns befähigt *jemanden oder etwas (ein Subjekt) an der Hand zu nehmen und zu führen.*

Wirkliches Management (vielleicht sollte ich sagen Wirklichkeitsmanagement) bedeutet, dass wir den Mut haben müssen immer uns selbst als erstes in den Mittelpunkt des Beziehungsdiagrammes zu setzen. Denn unsere eigene Subjektivität und Energie ist ausschlaggebend für all unsere Handlungen. Es ist der Mut zur eigenen Verantwortung, die wir nun übernehmen. Verantwortung ist nie objektiv, sondern immer subjektiv. Wer von sich behauptet objektiv zu sein, hat einfach noch nicht erkannt, was es heißt bewusst zu leben. Bewusstes Leben und jede Form von Energie ist immer subjektiv und Subjekt bezogen. Erinnere dich, du kannst von der auf glatter Seeoberfläche durch den Wind sich kräuselnden Welle den Wind nicht vom Wasser trennen - nur beides zusammen ergibt die Welle als Subjekt. Objekte gibt es nur im

Bild, in der Vorstellung des Betrachters. Jedes Objekt ist eine Projektion eines Subjektes auf ein anderes Subjekt. Frag den Baum, ob er sich als Objekt erlebt - sicher nicht. Auch der Baum macht seine subjektive Erfahrung. Jedes Elektron, jedes Teilchen unserer Wirklichkeit ist beheimatet im großen Subjekt der allumfassenden Energie, Dynamik, Struktur und Intelligenz: Gott. Sobald wir unsere Einstellung zu unserer Mitwelt und Umgebung dahingehend korrigieren, dass wir nicht mehr in Beziehung treten zu Objekten, sondern in jedem Objekt eine subjektive lebendige Energie anerkennen, wird es uns nicht mehr selbstverständlich sein über die Dinge in unserer Umgebung einfach gedankenlos zu verfügen. Unsere Beziehung wird sich ändern! Damit ändert sich unsere Handlung automatisch. Je höher wir den Bezugspunkt für unsere Ideale setzen, um so umfassender ist die Wirkung. Das beste Ergebnis werden wir immer dann erzielen, wenn wir uns als Bezugspunkt mit der allerhöchsten Quelle, mit Gott, verbinden.

„Namasté - das Göttliche in mir grüßt das Göttliche in dir." Das heißt, in Beziehung treten mit dem göttlichen Funken in jedem Menschen, in Tier, Pflanze, Stein, Atom, Elektron und den höchsten Idealen folgen: Liebe, Friede, Freiheit.

Die vier Ur-Elemente

In Wirklichkeit ist es so, dass alles, was geschieht, durch uns und um uns eine Zusammensetzung der Struktur und Dynamik ist, die durch die vier Ur-Elemente Wasser, Feuer, Luft und Erde bewirkt wird. Jede Erscheinung, jede Lebensform hat ihren Ursprung in den vier Ur-Elementen.

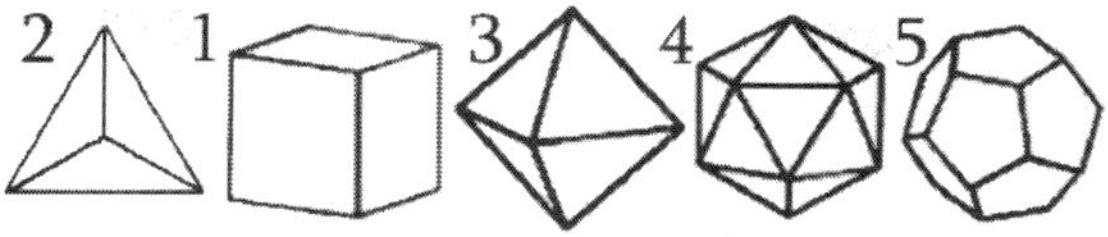

Ur-Element Wasser hat als Symbol den platonischen Festkörper Ikosaeder (4). Element Feuer hat als Symbol den platonischen Festkörper Tetraeder (2), Element Luft Oktaeder (3) und Element Erde Würfel (1). Der Dodekaeder (5) ist das Symbol des Äthers, die Heimat von Chi, Prana und Reiki. Die Kugel ist das Symbol der Leere und des Ur-Raumes.

Aber lass es uns praktisch angehen. Wenn du etwas verwirklichen willst, so muss zuerst der Wunsch da sein. Wunsch, Gefühl entspricht dem Wasserelement. Aus dem Wunsch erwacht die Idee, der Gedanke. Du kannst kein Haus bauen, kein Auto kaufen, kein Konzert besuchen, keine Verabredung treffen, wenn du nicht den Wunsch und die Idee dazu hast - entweder du selbst hegst den Wunsch und hast die Idee oder du folgst den Wünschen anderer und hast Ideen und Gedanken von jemand anderem aufgeschnappt. Die Idee, die Vorstellung, die Vision ist im Bereich des Elementes Luft angesiedelt. Möchtest du deine Idee verwirklichen, so musst du sie auf die Erde bringen, damit sie Realität werden kann. Dazu brauchst du auch die anderen Elemente.

Das Feuerelement gibt dir die Initiative, die Dynamik, den zündenden Funken, den Impuls, auf den dein Wille reagieren kann. Es ist auch der Funke der Begeisterung, der dich sozusagen *„anspringen“* lässt! Eine Idee ohne diese Initialzündung verflüchtigt sich wie Schall und Rauch. Erst wenn du die willentliche, feurige, begeisterte Initiative ergreifst, kann sich deine Idee in Richtung Realisation und Manifestation bewegen. Nochmals brauchst du das Wasserelement. Das Wasserelement ist Träger der Information, um die du dich nun kümmern musst und das Wasserelement ist auch Träger der Emotion, der gefühlvollen Umsetzung, des Instinktes und der Geduld, die eine Materialisation immer braucht. Es kommt also jetzt nicht nur auf deine Gedanken, deine Planung, deine Begeisterungsfähigkeit und Initiative an, sondern auch darauf, mit wie viel Gefühl, Liebe, Vertrauen und Geduld du an die Sache herangehst. Letztendlich muss das Erdelement hinzukommen, damit die Form, das Ergebnis sich zeigen kann.

Anders betrachtet, du träumst beispielsweise von deinem *„Traumschloss"*(Wasserelement). Damit dein Traum aus dem Grunde deiner Seele und deiner Gefühle in dein Bewusstsein auftauchen kann, muss er sich zum *„Lichtschloss"* (Feuerelement) und zum *„Luftschloss"* (Luftelement) ausformen. Male dir nun dein *„Luftschloss"*in den schönsten Farben (Licht, Strahlen Gottes) aus bis es zu *„leuchten"*beginnt, also *„Feuer fängt"* in dir. Mit der so in dir entfachten Begeisterung wird es auch zu deinem *„Lichtschloss"* und du ergreifst die Initiative und beginnst dir konkrete Gedanken zu machen, wie du das Traum- Luft- Lichtschloss tatsächlich realisieren könntest. Ideen und Gedanken bilden sich und was bildet, formt sich zum Bilde. Diese Ideen müssen stark sein. Du kannst deine Ideen und Gedanken stärken durch Visualisationsübungen und indem du in deine Ideenbilder Fernreiki hineinfließen lässt.

Das heißt, du machst dich auf den Weg um deinen *„Schlosspalast"*zu realisieren. Traum-Information (Wasser), Dynamik (Feuer) und Idee (Luft) gehen eine Verbindung ein und suchen sich eine Form (Erde), worin sie sich verwirklichen und zeigen können. Die vier Elemente gehören untrennbar zusammen und es kommt darauf an, dass die Elemente in einem harmonischen, einander fördernden Verhältnis stehen. Wir alle wissen, dass Feuer ohne Luft nicht brennen kann. Ohne Idee (Gedanke, Ziel) ist jede Initiative ein planloses Unternehmen. Ist aber die Luft zu stark, so bläst sie das Feuer aus. Hängst du nur in deinen Ideen fest ohne eine Initiative zu entfachen, so gibst du dem Feuer keine Nahrung, die Flamme der Begeisterung löscht aus. Das Feuer braucht daher etwas, damit es brennen kann! Das Feuer braucht etwas, das es bewegen und erhitzen kann! Das Feuer braucht Luft und Wasser oder Holz! Schau in ein Gewitter hinein. Erst durch die Aufladung der Atmosphäre mit H_2O, also Wassermolekülen, entsteht die Leitfähigkeit (Spannung), die Blitze (Feuer) hervorbringen kann. Auch organische Verbindungen, wie Holz oder Erdöl, die gut brennen, könnten ohne Wasserelement nicht entstehen. Das Feuer braucht das Wasserelement und hat die Aufgabe das Wasser zu erwärmen, dadurch entsteht Bewegung und Ausdehnung im Wasserelement. Gib daher deinem Feuer Gefühle und gib deinem Feuer Information! Nährst du dein inneres Feuer durch deine Emotionen positiv - Sehnsucht, Hoffnung, Liebe, Zärtlichkeit, Geduld, Beharrlichkeit usw. - so kann deine Initiative positive Bewegung hervorbringen. Ist das Feuer aber zu stark, dann verdunstet das Wasser. Ist das Wasser aber zu stark, dann löscht es das Feuer. Oder wenn das Wasser verschmutzt ist, deine Emotionen negativ sind, sich in Frust, Aggression, Zaghaftigkeit, Launenhaftigkeit und Unlust äußern, dann wird das Wasserelement schwer und erdrückt das Feuer, also die Begeisterung in dir. Ist das Erdelement (die Form) nicht durchdrungen von Luft, Feuer und Wasser, dann ist es ohne Geist und Leben und zerfällt.

Wir könnten hier noch viele Aspekte im Wechselspiel der Elemente beschreiben, aber ich denke, du verstehst, worauf es ankommt. Um dein Traumschloss auch wirklich betreten zu können, es als reale feststoffliche Form zu verwirklichen, braucht es die Ausgewogenheit aller vier Elemente.

Wenn wir mit Reiki-Lichtmanagement arbeiten, das morphogenetische Beziehungsfeld aktivieren und etwas eigenverantwortlich erschaffen, verdienen, manifestieren wollen, so müssen wir auf die Ausgewogenheit der Ur-Elemente besonders achten um erfolgreich sein zu können.

Viele Menschen haben gute Ideen, aber zu viel Angst diese umzusetzen oder sie sind einfach zu faul dazu und lassen sich treiben. Andere Menschen sprühen nur so voll Temperament und Begeisterungsfähigkeit, aber sie können ihre Energie in keiner vernünftigen Planung bündeln und ihr Weg mutet chaotisch an. Manche Menschen haben eigentlich alle vier Elemente ganz gut ausgewogen, sie haben Pläne und Träume, sie ergreifen Initiativen, aber sie wollen immer erreichen, dass andere Menschen ihre Pläne und Vorstellungen verwirklichen, da sie selbst nicht bereit sind Verantwortung zu übernehmen. Dieses *„Verantwortung übernehmen"*, diese geheimnisvolle Wunderkraft, die aus dem harmonischen Spiel der Elemente eine echte Schöpferkraft und Qualität entstehen lässt, ist an jene Substanz gebunden, die in allen Elementen verborgen liegt: das Chi, die Intelligenz Gottes, Reiki, auch Geist oder Prana genannt. Oder umgekehrt betrachtet, die vier Ur-Elemente Wasser, Feuer, Luft und Erde sind Träger des Geistes und der Intelligenz Gottes. Die vier Ur-Elemente sind Träger von Reiki, Chi und Prana. Die Elemente können sich auch als Boten Gottes in Engelsgestalt zeigen. *(ich verweise auf die Hanael-Elementekarten mit Bildern von Annemarie Stelzer).*

Egal, ob in einer Firma oder im Privatleben, ein erfolgreiches Licht-Management wird immer nur in einer harmonischen Ergänzung und Beziehung aller vier Ur-Elemente möglich sein.

Entstehung der Elemente

Der Erkenntnis spiritueller Physiker nach besteht Materie und Energie aus der gleichen Einheit, die wir im Atom und in den Elementen wahrnehmen. Diese Einheit unterscheidet sich nur gemäß der Schwingung, also Dynamik, und gemäß der Struktur, die die Information trägt. Das, was Energie von Materie unterscheidet, ist lediglich die höhere Eigenbewegungsenergie, die Schwingung, die im *Elektron-Neutrino* (Neutrino=subatomares Elementarteilchen), auch *Photon* genannt, das Urplasma, also die neutralen Myon-Neutrinos in eine höhere Schwingung versetzt. Man könnte sagen, aus *Myon-Neutrinos* werden *Elektron-Neutrinos,* sobald sie aus der Gesamtheit der Ur-Plasmasubstanz zum individuellen, frei beweglichen Leben erweckt worden sind. Energie und Materie sind daher untrennbar als essentielle Verwirklichungsmöglichkeit im Urplasma, dem ewigen Tao, bereits vereint, aber schlafend vorhanden. Diese transzendentale Botschaft, diese Ur-Energie, diese Ur-Formstruktur können wir als Geist, als Chi der Ur-Elemente, Ur-Wasserelement, Ur-Feuerelement, Ur-Luftelement und Ur-Erdelement bezeichnen. Es ist der unsichtbare Geist, aus dem alles besteht. Somit ist dieser Geist als Ur-Botschaft, Ur-Energie und Ur-Formstruktur darauf angewiesen, mit irgendetwas oder irgendjemand eine Beziehung einzugehen, um sich selbst wahrnehmen und zeigen zu können. Solange keinerlei Beziehung besteht, ruht das Urplasma als *unoffenbarter richtungsloser, neutraler, geistiger* Ur-Raum in seiner *zeitlosen* essentiellen Möglichkeit einer Verwirklichung. Sobald aber ein Elektron-Neutrino eine Beziehung aufnimmt - am Anfang konnte das nur zu sich selbst erfolgen - und die Entdeckerneugierde einen Wahrnehmungs- und Bewegungsimpuls verursacht, kommt Bewegung ins Urplasma. Ein Gefühl zu sich selbst erwacht. Daraus resultiert die erste lebendige Wahrnehmung! Menschlich betrachtet fragt sich das erwachende Elektron-Neutrino: *„Wer bin ich?“* Dieser ersten Wahrnehmung folgt auch gleich die erste Erkenntnis: *„ICH BIN!“* Dieses Aha-Erlebnis *„ICH BIN“* erzeugt eine erregte, erhöhte Schwingung. Diese Schwingung kann als Wahrnehmungsdrang und Neugier bezeichnet werden. Diese Neugier bewirkt den ersten Bewegungsimpuls, den ersten Blick und den ersten Augenblick! Die Bewegung ergibt eine Veränderung und lässt - über kurz oder lang -das Elektron-Neutrino mit einem noch schlafenden Urplasma-Teilchen zusammenprallen. *„Big Bang“*, der große Urknall. Bedingt durch den Aufprall wird das Elektron-Neutrino auseinander gerissen und die frei gewordene Bewegungsenergie treibt gemäß der gespeicherten Frage *„Wer bin ich?“* und *Neugierde* die Spinrichtung an. Die freien Elektron-Neutrinoteilchen erleben sich nicht mehr als geschlossene Einheit, sondern haben offene Enden. Sie sind bestrebt sich an ihren freien Enden mit anderen Teilchen Beziehungen zu suchen und sich zu verbinden. *Das Beziehungsspiel beginnt.* So entstehen die in unserem Universum beheimateten Atome, Molekühle und Elemente, aus denen wir alle zusammengebaut sind.

Betrachten wir daher die Entstehung der Formen der chemischen Elemente. Ich greife zurück auf Überlieferungen des Hanael-Melchizedek-Engelorden und Überlieferungen der Hegoliter, die mir zugängig sind und teilweise auch von Lothar Walter Göring in seinem Buch *„Apokalypse Seele, das A-Omega Projekt, Enthüllungen einer Wahrheit“* veröffentlicht wurden. Meine geistige Führung bittet mich diese Überlieferungen über die Strukturformen der atomaren Elementeverbindungen als Grundlage zu nehmen für die neuen Botschaften, die mir durchgegeben werden.

Der gesamte kosmische Raum ist strukturiert. Diese Struktur ist vergleichbar mit magnetischen Linien entlang derer sich die subatomaren Teilchen energetisch ausrichten: das *Raumgitter*, das *Christuslichtnetz*. Die Erde, wie auch alle anderen Planeten, sind davon umgeben und auch innerhalb der Planeten ist diese Struktur vorhanden. Die Struktur durchzieht das ganze All. Dieses Weltraumgitter besteht aus würfelförmigen Feldern. In diesen elektrostatischen würfelförmigen Feldern bilden sich die Neutrinos (kleinste Elementarteilchen), die den ganzen Kosmos ausfüllen. Bitte stelle dir diese Struktur nicht als festen Körper vor. Es ist eine Struktur, die ineinander verschachtelt in genauer Ordnung von unendlich groß bis winzigst klein zu finden ist. Innerhalb dieser Weltraumstruktur lassen sich Einheiten erkennen. Betrachte meine Abbildungen bitte symbolhaft und nicht als feste Körper.

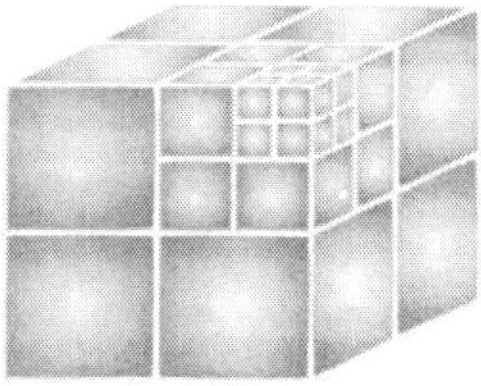

Die erste würfelförmige Struktur, die sich ins Unendliche fortsetzt, ist als solche im Ur-Weltraum vorhanden, aber noch nicht zu erkennen. Sie besteht in ihrer kleinsten Form als Würfel-Struktur, die sich aus sechs Pyramidenkappen zusammensetzt.

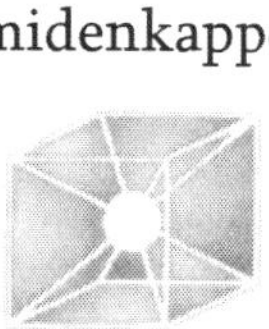

Erst als die kleinste Ur-Würfelform-Struktur sich durch den *„Big Bang“* in ihrem atomaren Bereich in ihre sechs pyramidenförmigen Einheiten aufspaltete und das 1. ElementWasserstoff (H) - Hydrogenium - und das 2. Element Helium (He) entstanden waren, führten diese beiden Elemente, da sie in großer Menge vorhanden waren, zu einer gasartigen Verdichtung und Tragfähigkeit in den würfelförmigen Neutrino-Feldern. Dadurch konnte aus dem *Traum des Daseins* die R*ealität* auftauchen und als Würfelurform sozusagen sichtbar als Element Lithium (L) an die Oberfläche gelangen.

Entstehung der Elemente kurz dargestellt:

Betrachten wir die Plasma-Urform in würfelförmigen kosmischen Feldern, so beginnen wir ihre Weisheitsstruktur zu erkennen. Bitte bedenke, es handelt sich nur um Frequenzen, Schwingungen, nicht um feste Teilchen, es sind energetische Strukturen.

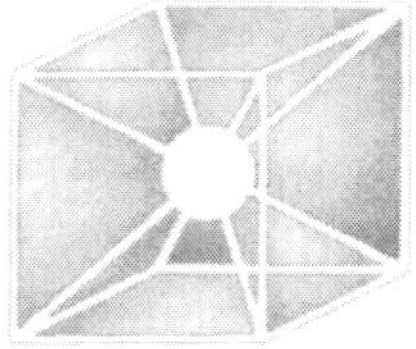

Die Neugierde lässt gemäß der Struktur eine Rotationsbewegung entstehen, der der göttliche Geist folgt. Es ist als mache der erwachende göttliche Geist einen Blick rund um sich: nach vorne, nach rechts, nach hinten, nach links, nach oben, nach unten.

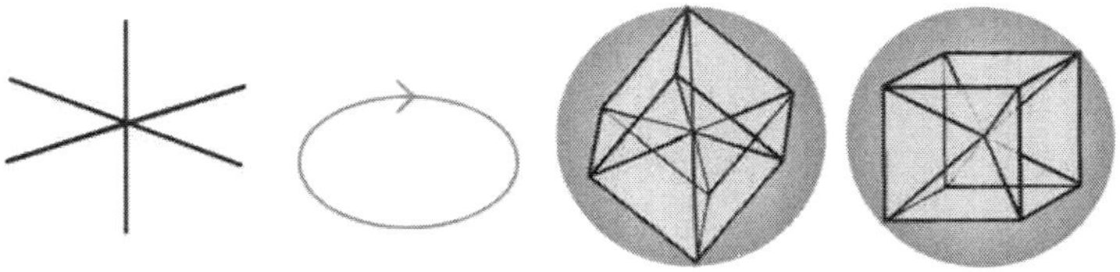

Damit bekommt der erste Wahrnehmungsraum seine Himmelsrichtungen und seine Ausrichtung. Wenn rechts, links, vorne und hinten, oben und unten gleich weit entfernt sind, dann ist dies ein Würfel oder eine Kugel. Da die Kugel aber der Leere entspricht, bedarf es eines gefühlsmäßigen *Abtastens* des Bewegungsraumes, sozusagen wie weit reicht die Eigenenergie für die Wahrnehmung. So wird aus dem Radius der Kugel eine halbe Diagonale des Würfels und zugleich eine der Kanten der Pyramidenkappen. Die Wahrnehmungsenergie orientiert sich zunächst nach den Diagonalen und steckt dann die Kanten des Würfels ab. Wo wir unsere Wahrnehmung und Aufmerksamkeit hinrichten, dorthin geht auch unsere Energie. So fließt entlang der Diagonalen und Kanten des Würfels Energie in spiralförmiger Rotationsbewegung und bringt die sechs Pyramidenkappen hervor. Durch diese innere Wahrnehmungsbewegung wird im Würfel aus dem verdichteten Mittelpunkt (Urjuwel) durch die spiralförmige Rotation Energie nach außen gedrückt und der Würfel gibt als erstes die sechs pyramidenförmigen Teilchen frei. Diese frei gewordenen Teilchen beginnen sofort ihre Bewegungsfreiheit zu genießen und werfen sich auf die Bewegungsbahnen, die das göttliche Gesetz als *Prozessbahnen* vorgesehen hat. Jedes der sechs Pyramidenteilchen strebt gemäß der Spinausstrahlung in der Spitze danach eine Beziehung einzugehen und sucht sich einen Spielgefährten.

So entstand das 1. **Element Wasserstoff (H).**
Es trägt die Information einer Struktur in sich.

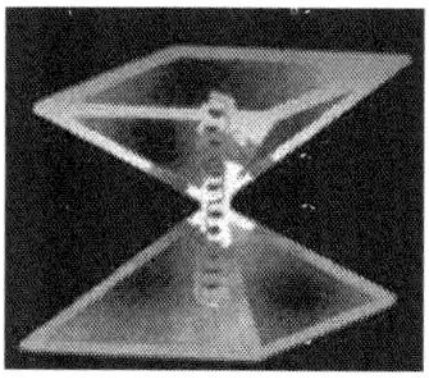

Eine doppelte Pyramide, Spitze auf Spitze, zeigt sich als Neutrino-Ur-Formstruktur des Wasserstoffs (H). In jeder Struktur gibt es bestimmte Bewegungsabläufe, so auch in der Pyramide, wo rotierende Spiralen entlang der Kanten laufen und an der Spitze als Spinrichtung ausstrahlen.

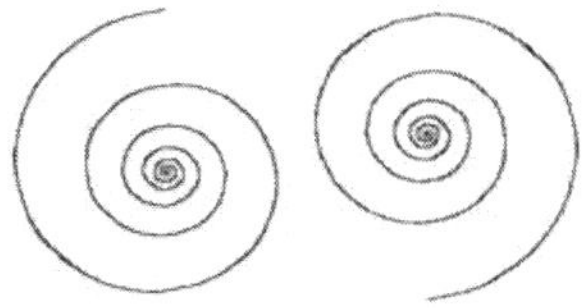

In den Knickpunkten und an den Ecken kommt es zu energetischen Verdichtungen. Nochmals, bitte stelle dir die doppelte Pyramide nicht als festes Teilchen vor, sondern nur als Schwingung in einer energetischen Struktur. Aus geistigen Quellen wissen wir, dass die allerdings viel, viel kleineren Myon-Neutrinos des Urplasmas genau die gleiche strukturierte Form einer doppelten Pyramide aufweisen. Das Ur-Plasma ist das mütterlich schwingende Ur-Lebenswasser. Wir werden auch noch sehen, dass wir das für unser Leben so wichtige Element Wasserstoff (H) als erste manifestierte Erscheinungsform des Ur-Elementes Wasser betrachten können.

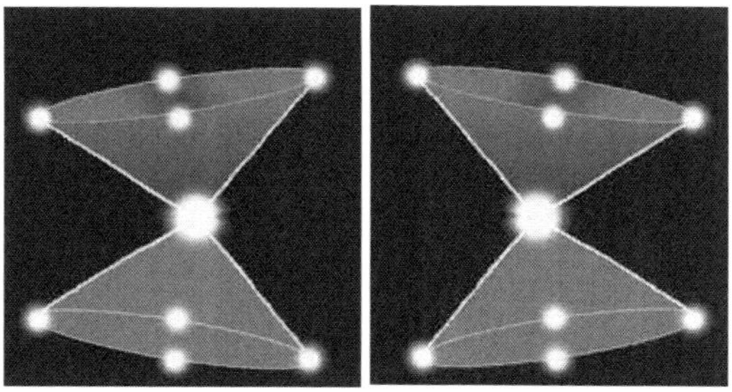

Was wir aber jetzt beachten müssen ist, dass das Atom die Bewegunsfreiheit des Elektron-Neutrinos (die das Myon-Neutrino im Würfel des schlafenden Urplasmas noch nicht hatte) nach dem *„Big Bang"* mitgenommen hat und eine Drehung vollführt. Es fließen also nach wie vor entlang der Kanten der Pyramiden die spiralförmigen Rotationsenergien, sammeln sich in der Spitze und strahlen als Spinenergie aus und zwar so, dass sie durch eine Lemniskate von einer Pyramidenspitze in die andere einfließen. Dadurch kommt es zu einem Austausch von innen nach außen und umgekehrt.

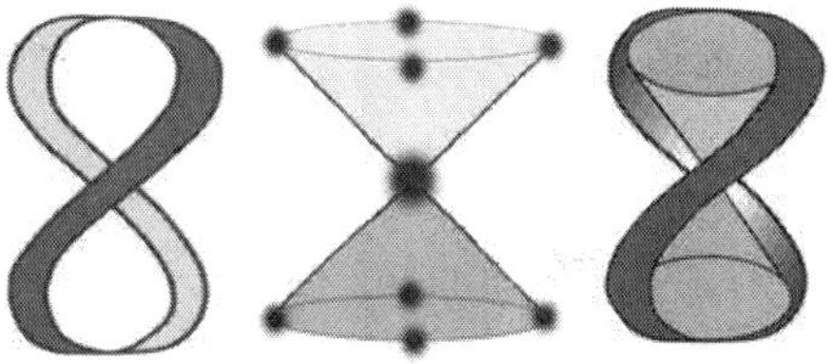

Die Engel sagen mir, dass sich gleichzeitig aber die Pyramiden um ihre eigene Achse drehen, zu Kegelpyramiden werden und sich so drehen, dass die *obere* Pyramide zur *unteren* eine gegengesetzte Drehrichtung einnimmt. Dabei neigen sich die Pyramiden leicht aus ihrer senkrechten Achse und durch die ungeheure Dynamik kann sich auch ihre Form ändern - die äußeren Kanten der Kegelpyramide dehnen sich aus und ziehen sich wieder zusammen. Dies ist ähnlich einem tanzenden Kreisel, nur dass die Form hier nicht fest ist, sondern energetisch dynamisch. Diese Kreiselschwingung beginnt jeder Mensch, der in Meditation geübt ist, in sich zu spüren. Sie entspricht den ersten Bewegungsabläufen im Kosmos und der ursprünglichen Atomschwingung des Wasserstoff-Atoms. Die Engel sagen weiters, dies sei die Frequenz des atomaren Herzschlags des Lebens. Es ist eine ganz bestimmte Frequenz mit ganz bestimmter Amplitude. Du kannst dir vorstellen, dass durch ein Elektronenmikroskop beobachtet Umlaufbahnen entstehen, die durch die Energieverdichtung an den Eckpunkten sich zeigen. Es sieht dann so aus als würden vom Atomkern getrennte Teilchen herumschwirren. Wahrheit ist, dass Struktur und Prozess in einer absoluten kosmischen Ordnung aufeinander abgestimmt sind und zusammengehören. Ich bin keine Physikerin, ich kann das Dargestellte nicht beweisen, gebe aber diese Durchsagen wieder, vielleicht inspirieren sie ja den einen oder anderen Forscher und er wird dann die Beweise liefern.

Jedenfalls ist die Urpolarität von plus und minus durch diese entgegengesetzten Drehrichtungen der doppelten Kegelpyramide entstanden. Die *Kreiselschwingung* erzeugt die jedem Atom eigene Schwingung, die sich als Frequenz und Amplitude messen lässt. Die Kreiselschwingung und Drehung des gesamten Atoms erzeugt eine bestimmte Bahn, die durch die starke Rotationsbewegung an den Ecken des *strukturierten Atomraumes* besonders ersichtlich wird. Die Bindekräfte halten das Proton und Elektron des Wasserstoffs in der Struktur und nehmen das Proton und das Elektron mit in die Umlaufbahn, wie die Erde den Mond mitnimmt. Du kannst dir denken, dass da, wo die Spitzen der Pyramiden zusammenkommen, die stärkste Energie mit der stärksten elektromagnetischen Licht-Ausstrahlung vorhanden ist. Das ist das, was wir als Atomkern des Wasserstoffs bezeichnen können. Verbinden sich die Atome der Grundelemente miteinander zu Molekühlen, so entstehen die Vielfalt und das Wunder der verschiedenen Stoffe und Formen. Doch immer folgen sie den Grundstrukturen, die unsichtbar bereits von Uranfang an vorhanden waren - dem Pfad der heiligen Geometrie.

Jetzt zurück zum Ur-Wasserelement. Der Satz *„Alles Leben kommt aus dem Wasser"* hat wohl eine noch viel tiefere kosmische Bedeutung als der Blickwinkel biologischer Lebensformen auf der Erde es zeigt. Wasserstoff ist jedenfalls das leichteste (etwa 14-mal leichter als Luft) und häufigste chemische Element des Universums. Wasserstoff macht 75 % der gesamten Masse, beziehungsweise 92,71 % aller Atome im Universum aus. Wasserstoff besteht aus einem Proton und einem Elektron. Als Element ist Wasserstoff gasförmig, auf der Erde zeigt er sich aber als molekularer Wasserstoff (H_2), ist Bestandteil des Wassers (H_2O) und der meisten organischen Verbindungen. Er kommt in sämtlichen lebenden Organismen vor. Daher wurde in den Naturreligionen archaischer Zeit die *Wassergöttin* als erste Ur-Mutter des Lebens verehrt.

Wasserstoff ist nur eine Erscheinungsform der vielen Erscheinungen des Ur-Elemtes Wasser. Das Symbol des Ikosaeder zeigt die Vielfalt des Wassertropfens, der wie ein geschliffenes Juwel, das Licht in seine Spektralfarben bricht. Der Ikosaeder hat zwanzig Flächen, die alle auf- und absteigenden gleichseitigen Dreiecken entsprechen. Das Auf- und Absteigen ist der Kreislauf des Wassers. Hier dargestellt ein Ikosaeder mit innewohnendem Dodekaeder bestehend aus zwölf gleichmäßigen fünfeckigen Flächen - hier leitet sich auch die Wandlung der fünf chinesischen Elemente Feuer, Wasser, Metall, Holz und Erde ab.

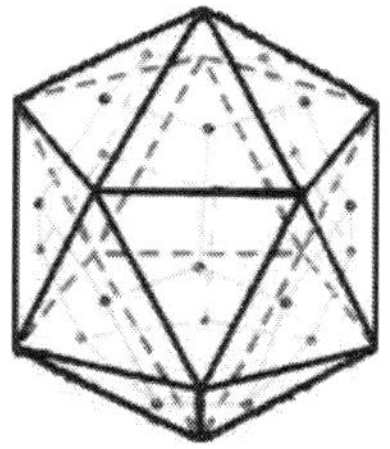

Nachdem eine größere Menge von Wasserstoffatomen (H) entstanden war, wurden diese durch die Rotationsbewegungen in der Würfelstruktur des kosmischen Raumes in die verdichteten Mittelräume hineingeschleudert. Dabei waren sie einem enormen Druck ausgesetzt, der bewirkte, dass sie in der Mitte auseinander gerissen wurden, genau da, wo die Spinrichtung ausstrahlt und die Rotationsbewegung entgegengesetzt schwingt. Die so auseinander gerissenen Wasserstoffteilchen suchten aber sofort wieder nach einer geeigneten Beziehung.

Entweder verbanden sich die einzelnen Pyramidenteilchen wieder zu neuen Wasserstoffatomen oder aber die Einheit löste sich auf und die Pyramiden-Teilchen wurden zu neutralen Neutrinos. Doch auch die neutralen Neutrinos suchten sich Spielgefährten und eine Beziehung und gingen sogenannte Doppelverbindungen ein: 2 Wasserstoffatome (H), auch diese bewirken in der Mitte durch ihren rotierenden gesetzmäßigen Bewegungsablauf eine kugelförmige neutrale Verdichtung.

Das 2. **Element Helium (He)** (gr. helios=Sonne) ist entstanden.

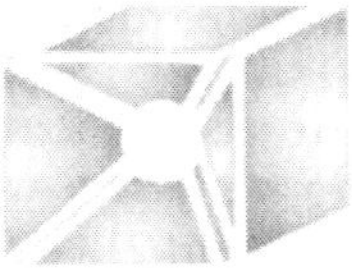

Helium ist das Element mit der geringsten Dichte mit einer sehr hohen Wärmeleitfähigkeit. Es wird bei tiefen Temperaturen nicht fest und geht sehr selten Verbindungen ein. Helium kommt im Weltall vor und auf der Erde als Edelgas in nur geringer Menge. Helium findet sich aber in anderen Planeten, wie in der Sonne. In dem bis zu 16 Millionen Kelvin heißen Sonnenkern verschmelzen Wasserstoffatome in einer Kernfusion zu Helium, wobei Energie als Feuerenergie entsteht. Die ca. 150 Millionen km entfernte Sonne liefert der Erde jährlich 175 Milliarden Megawatt Wärmeenergie und ist die Hauptquelle für das Licht auf unserem Planeten. Helium kann als erster Repräsentant des *Ur-Elementes Feuer* angesehen werden. Daher wurde in den Naturreligionen archaischer Zeit der *Sonnengott* als oberste Gottheit verehrt. In der sogenannten Urknall-Phase bestand der Weltraum aus 75% Wasserstoff und 25% Helium. Diese Dichte führte zur veränderten Rotation in den würfelförmigen Neutrino-Feldern, sodass die würfelförmigen Einheiten nun auftauchen konnten ohne auseinander gerissen zu werden.

Das 3. **Element Lithium (Li)** ist entstanden.

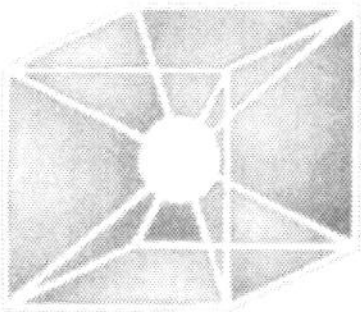

Der Name stammt vom altgriechischen Wort lithos=Stein, da

Lithium zuerst im Gestein nachgewiesen wurde. Lithium ist aber ein Leichtmetall, das leichteste aller Metalle. Es ist sehr reaktionsfreudig und deshalb in freier Form in der Natur nicht anzutreffen. Wir könnten sagen, Lithium (Li) ist der erste Vertreter des Ur-Elements Erde. Die Grundbausubstanz der Erde sind die Metallverbindungen. In der chinesischen Kosmologie findet sich das Metall daher noch in den fünf elementaren Wandlungszyklen von Wasser, Feuer, Metall, Erde und Holz.

Das Element Lithium (Li) war in der Lage nun an den acht freien Ecken des Würfels entweder 1 Wasserstoffelement (H) an sich zu binden, was das **Element Beryllium (Be)** entstehen ließ, oder 2 Wasserstoffatome (H), was das **Element Bohr (B)** hervorbrachte.

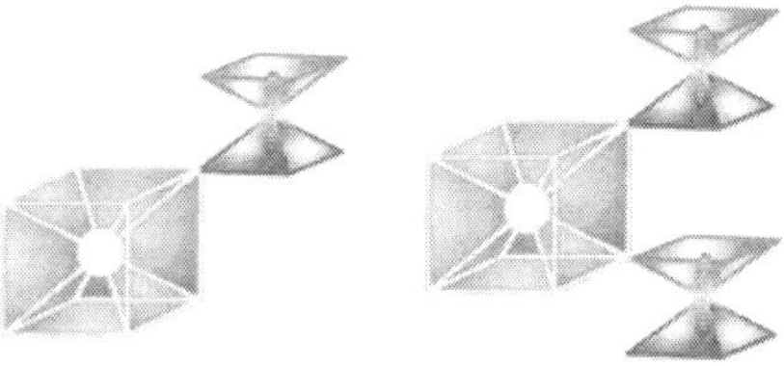

Als nächstes kam dann der Zusammenschluss zweier Würfeleinheiten des Elementes Lithium (Li) und dies erschuf eines der wichtigsten Elemente für biologisches Leben, nämlich das **Element Kohlenstoff (C)**. Kohlenstoff (C) darf als wichtigster biologischer Repräsentant des Ur-Elementes Erde angesehen werden.

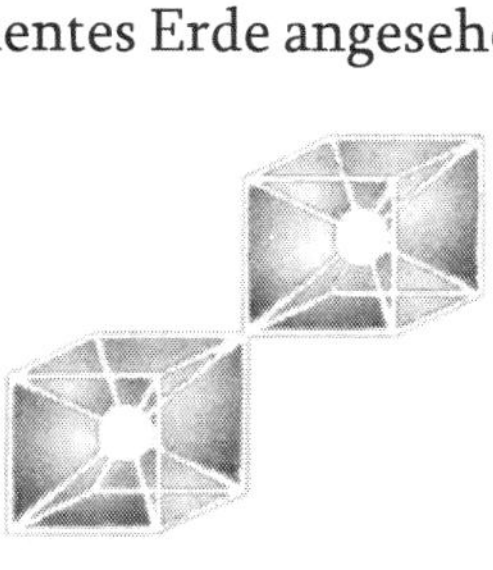

Kohlenstoff (C) , lat. carbonium, ist ein chemisches Element der 4. Hauptgruppe. Es kommt in der Natur sowohl in gediegener Form als auch chemisch gebunden vor. Es besitzt die Fähigkeit zur

Bildung von komplexen Molekülen und weist von allen chemischen Elementen die größte Vielfalt an Beziehungen auf. Kohlenstoffverbindungen bilden die molekulare Grundlage allen irdischen Lebens.

Es folgen **Element Stickstoff** (N) und **Element Sauerstoff** (O).

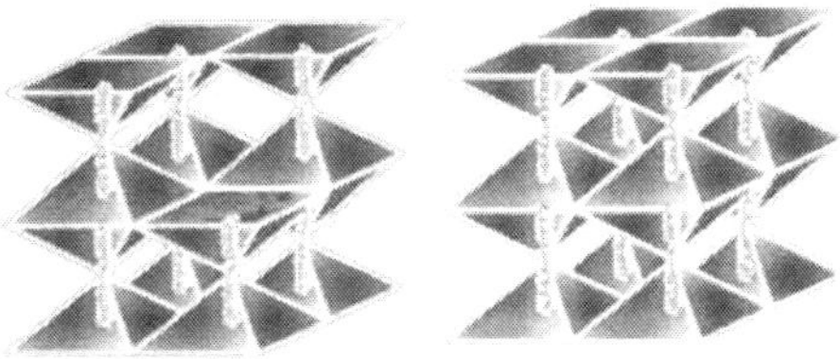

Zwei Stickstoffatome ergeben das molekulare Element Stickstoff N_2, dies ist ein Hauptbestandteil der Luft. In atomarer Form ist er als Baustein der Proteine ein wichtiges Hauptternährungselement aller Organismen und Humus für unsere Mitwelt. Sauerstoff (O) ist ein wesentlicher Bestandteil der Luft und als H_2O auch des Wassers. Molekularer Sauerstoff ist ein farb-, geruch- und geschmackloses Gas, welches bei tiefen Temperaturen zu einer farblosen, in dichten Schichten zu bläulicher Flüssigkeit kondensiert. Sauerstoff ist in der Erdatmosphäre das häufigste Element und das dritthäufigste im Weltall. Als der schwedische Apotheker Carl Wilhelm Scheele 1772 den Sauerstoff entdeckte, nannte er ihn Feuerluft. Erst viel später wurde erkannt, dass es sich bei einer Verbrennung einer Substanz um ihre Verbindung mit Sauerstoff handelt. Wir dürfen den Sauerstoff (O) als Vertreter des Ur-Elementes Luft ansehen. Verbindet sich Wasserstoff mit Sauerstoff, so entsteht unser Wasser H_2O, ein Wasserstoffatom mit zwei Sauerstoffatomen. Daher wurde in archaischer Zeit die Luft als *Atem Gottes* verehrt.

Alle weiteren Elemente entstehen aus Verbindungen dieser ersten Atom-Elemente und tragen die Urformen von Würfel und Pyramide in sich. Die Schöpfungsgeschichte zeigt uns die Gesetzmäßigkeiten der Beziehungen, der Formen, der Bewegungen und der Strukturen, die allen Lebewesen, Dingen, aber auch unseren Handlungen zu Grunde liegen.

Schon als junges Mädchen hatte ich eine Vision, in der sich mir etwas offenbarte, von dem ich spürte, es ist das Auge Gottes. Doch was da aus dem Auge kam, das konnte ich nicht verstehen. Meine erste Intuition war in Papier gewickelte *„Zuckerl"*, so wie sie am Weihnachtsbaum hängen. Das konnte ja nicht sein. Waren es Tränen? Aber so eckig, nein, Fallschirme oder Ufos vielleicht? Die Formen wirkten geschliffen, so wie die Edelsteine bei langen Ohrringen.

Viele Jahre sollten vergehen, bis ich an die Vision wieder erinnert wurde. Das war in Kairo, in der Cheopspyramide, als ich dort eine Nacht in Meditation verbrachte und mich in den Sarkophag legte. Da tauchte die Vision wieder auf. Diesmal um 90 Grad gedreht mit vier waagrechten Oktaedern, wie ich sie als solche nun erkennen konnte. Immer wieder wurde diese Vision überblendet von 2x2 verschlungenen Herzen, auf denen auch die schwarzen und weißen *Perlen* zu sehen waren. Was konnte das bedeuten? Seit jener Nacht in der Cheopspyramide sind wieder mehr als 15 Jahre vergangen, bis sich mir das Geheimnis des Zusammenspiels von Struktur und Prozess (Dynamik) gelüftet hat.

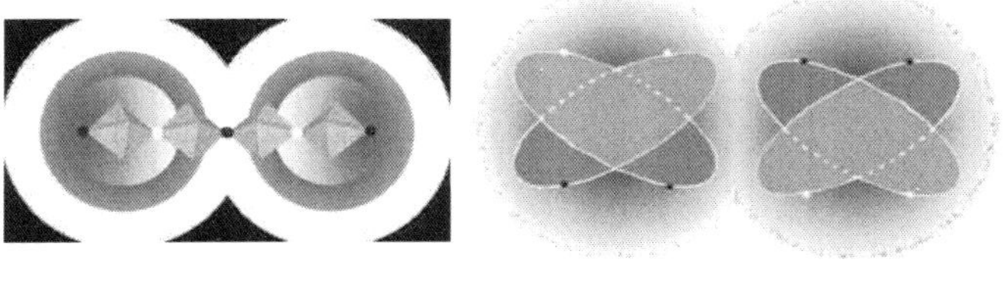

Gottes Weisheit ist immer und überall

Betrachten wir die Entstehung der Elemente aus den Würfelfeldern, so finden wir nicht nur das geistige Symbol der Pyramide und des Oktaeders wieder, wie wir diese Symbole in unserer Lichtarbeit immer wieder aktivieren, sondern alle Geheimnisse des Rhythmus und der kosmischen Ordnung. Durch die bewusste Licht- und Symbolarbeit treten wir in Beziehung zu den kleinsten mikrokosmischen Bausteinen im Universum, die Träger der Ur-Energie, des Ur-Wissens und aller Ur-Formen wie auch der Ur-Elemente Wasser, Feuer, Luft und Erde (Materie) sind. Die Gesetze des Lebens und Wachstums sind in ihnen gespeichert. Durch die Symbolarbeit treten wir aber auch in Beziehung zu den großen Hütern von Intelligenz, Weisheit und Liebe. Dazu gehört das Höhere Selbst, die Weltenseele, das Christusbewusstsein, das Buddhabewusstsein, die liebende Weisheit der Erzengel und Engel, die selbstverwirklichte Kraft jener, die wir Brüder und Schwestern des Lichtes nennen. (Weiße Bruder- und Schwesternschaft, auch aufgestiegene Meister und Meisterinnen genannt.) Letztendlich vereint sich alles in Gott-Mutter und Gott-Vater, zu der ALL-EINEN-GOTTHEIT, die-der-das ALL-ES- IST, was es ist.

Das Symbol der Pyramide entspricht den vier Gesichtern Gott-Vaters gemäß den vier Himmelsrichtungen Norden, Osten, Süden, Westen. Da Gott sich einmal als Yin - weibliche Schöpfergöttin (Gott-Mutter) und einmal als Yang - männlicher Schöpfergott (Gott-Vater) zeigt, offenbaren sich natürlich auch die vier weiblichen Gesichter Gottes in der Vereinigung der Pyramide zum Oktaeder. Sie repräsentieren die Große Göttin und Gott-Mutter gemäß den Himmelsrichtungen Nordosten, Südosten, Südwesten und Nordwesten. Dabei ist (von der Erde aus betrachtet) die weibliche Kraft nach innen und unten gerichtet (introvertiert) und die männliche Kraft nach außen und oben (extrovertiert).

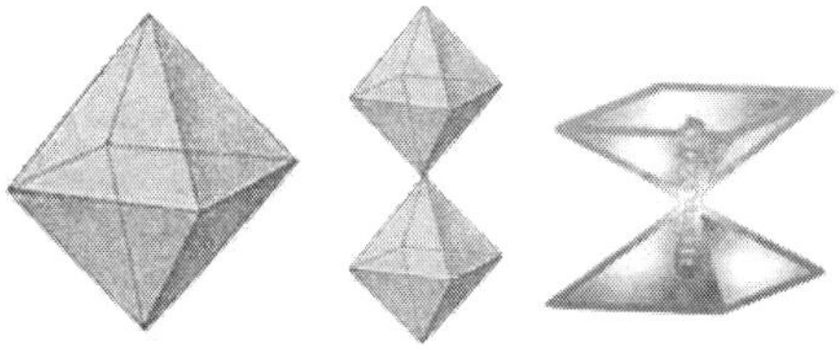

Mikrokosmos ist gleich Makrokosmos bedeutet demnach, dass Gott sowohl im Kleinsten wie im Größten zu finden ist. Ist Gott in den kleinsten und größten Teilchen zu finden, dann finden wir dort auch alles Wissen, die Prinzipien der Ordnung, die Gesetze des Lebens, des Wachtums, der Liebe, des Friedens, der Freiheit, der Leichtigkeit und der Fülle. Wir brauchen nur unsere Hand auszustrecken, um uns von den *„kleinsten"* und *„größten"* Händen, die das Universum uns reicht, führen zu lassen. *Manum agere*, lasse dich führen in deinem Handeln und Tun im Licht-Management der mikrokosmischen und makrokosmischen Schwingungen.

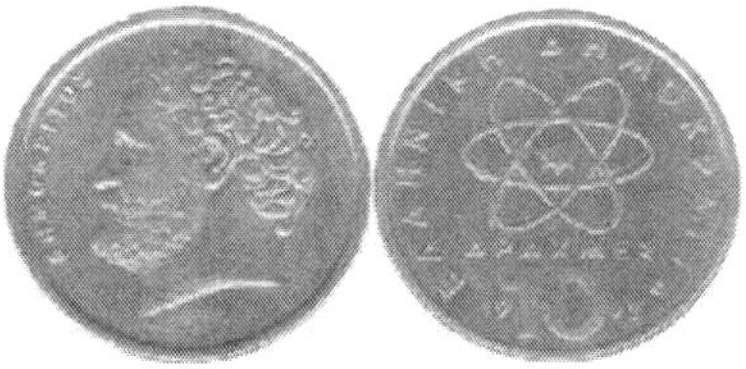

Auch die alten Griechen überliefern uns das Wissen um die mikrokosmischen Urbausteine, die Atome. Atom, griechisch *a-tomos* = unteilbar. Heute wissen wir, dass Atome teilbar sind, aber aus unteilbaren Quarks bestehen. Demokrit (460-371 v. Chr.) stellte die Frage: *„ Was ist das in Wahrheit Seiende?"* Seine Anwort lautet: *„In Wirklichkeit gibt es nur die Atome und das Leere".*

Demokrit war überzeugt, dass alle Stoffe aus Atomen bestehen, die sich in permanenter Bewegung befinden. Auch in Gefühlen und Gedanken, beziehungsweise durch Gefühle und Gedanken, erkennt er Atombewegungen. Er hat Recht, alle sichtbaren Formen setzen sich aus Atomen und Molekülen zusammen, die schwingen und deren Teilchen ständig in Bewegung sind. Es sind unsere Gedanken und Gefühle, die eine Beziehung zu den Atomen aufbauen, wodurch wir unsere Wirklichkeit gestalten.

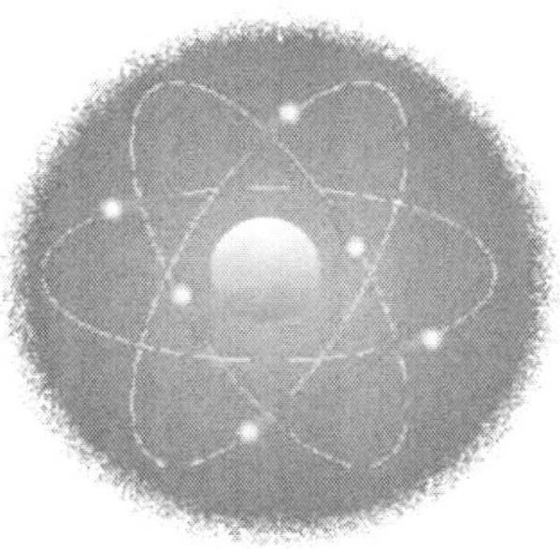

Hier sehen wir ein Atommodell, wo nach Ansicht heute gültiger Physik Elektronen auf elliptischen Bahnen um einen Atomkern sausen. Dieses erweiterte Atommodell von Nils Bohr (1885 - 1962) zeigt uns aber gleichzeitig auch eines der ältesten kosmologischen Symbole, das ich kenne, das Segenszeichen des sechsfach verschlungenen Herzens, das Symbol *„Herzschlag des Lebens"*. Das Symbol der Großen Göttin, der Herzschlag als Puls des Lebens, lässt uns erahnen, dass Elektronen nicht notwendigerweise nur auf elliptischen Bahnen, die getrennt voneinander sind, kreisen, sondern eigentlich in Herzbahnen schwingen. Sie können in den Schnittpunkten der Herzbahnen manchmal aus der Umlaufbahn springen, wenn die äußeren und inneren Umstände einen Impuls dazu geben. Ja, auch Elektronen, Neutronen und Protonen machen manchmal Sprünge - Herzenssprünge - mit denen sie sich in eine andere Umlaufbahn katapultieren! Wir Menschen machen das auch manchmal, wenn wir verliebt sind!

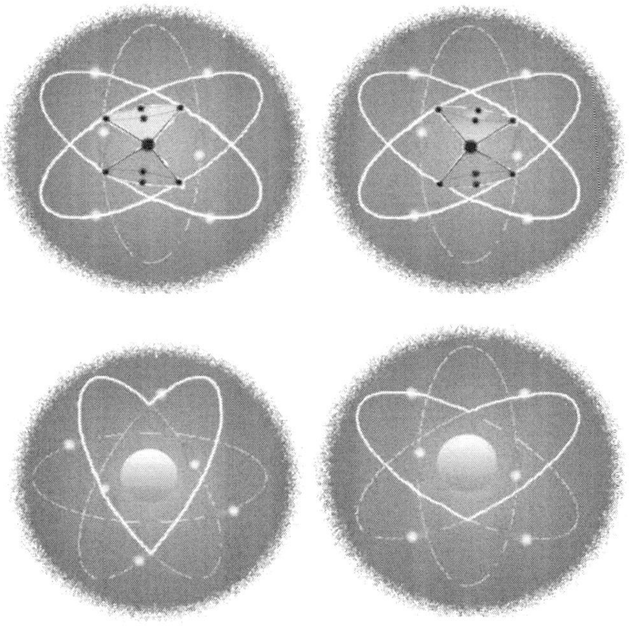

In diesem Atommodell von Nils Bohr zeigt sich nun das Ur-Symbol der Großen Göttin *„Herzschlag des Lebens“*. Meine Vision entschlüsselt sich: Gott Vater Struktur, Gott Mutter Dynamik, doch immer ist das eine auch im anderen. Wir können die breiten Herzen als weiblich und die langgestreckten als männlich betrachten, so wie wir in den platonischen Körpern die aufwärts gerichteten Dreiecke als männlich und die abwärts gerichteten als weiblich ansehen können. Entwickeln sich gemäß des Dreierschritts der Wandlungen plus, minus und neutral die *Umlaufbahnen*, so kommen wir auf 2x6 oder anders betrachtet 3X4, also 12 Herzen. Das ist auch der Herzschlag unserer Zeitrechnung. Das Jahr hat 12 Monate, der Tag zwei mal 12 Stunden. Der Zwölferrhythmus ist immer wieder zu finden.

Was die Engel uns zeigen, sind Denkmodelle. Die Engel sagen mir, dass die Dynamik in den Atomen sehr komplex und mehrdimensional ist, sodass unser dreidimensionales Raumbild nicht ausreicht, um Struktur und Bewegung genau darstellen zu können. Atome schwingen in mehrdimensionalen Räumen.

Wie wir Atome auch ansehen, es sind immer Denkmodelle, auf Symbolen begründet; Denkmodelle, die je nach der *Ebene,* auf der wir sie betrachten, verschieden erfasst werden können. Betrachten wir ein Atom als Struktur (Form), so kann es sich uns als Aspekt eines der fünf platonischen Festkörper zeigen. Betrachten wir Atome als Prozess, so zeigen sie sich uns als energetische Bewegungsbahnen. Egal, was wir sehen, immer sind beide (alle) Wahrheiten vorhanden. Offenbart sich das eine Gesicht der kosmischen Wahrheit, bleibt das andere (bleiben die anderen) unoffenbart als *Geheimwissen* verborgen und umgekehrt. Nur weil wir etwas *jetzt* nicht sehen oder nicht beweisen können, heißt das noch lange nicht, dass es nicht vorhanden ist. Betrachten wir die Weisheit und die Harmonie der plantonischen Festkörper und die Rhythmik der Blume des Lebens, dann können wir einen Zugang bekommen zum Wunder, das geistige Symbolarbeit zu vollbringen vermag. Fragen wir, was bedeutet Saat des Lebens, Frucht des Lebens und Blume des Lebens? In der Natur ist uns das sofort nachvollziehbar; aus dem Samen, der Saat wächst eine Pflanze, die Früchte trägt. Die Pflanze selbst kann als Blume bezeichnet werden, denn es ist die Blüte, die die Frucht hervorbringt und die Frucht trägt wieder den Samen in sich. In der heiligen Geometrie der Atombewegung gibt es eben auch die Blume mit Frucht und Samen. Woher kommt das?

Erinnere dich, wir sagten, die Neugierde lässt gemäß der Struktur eine Rotationsbewegung des erwachenden Neutrino-Teilchens entstehen. Lass uns doch auf eine humorvolle und spielerische Weise der göttlichen Intelligenz folgen. Der göttliche Geist will erkennen, was er geschaffen hat. Es ist, als mache die erwachende göttliche Intelligenz einen Blick um sich: nach vorne, nach rechts, nach hinten, nach links, nach oben und nach unten. Dieses erste Umfeld hat ganz individuelle Grenzen, einen bestimmten Horizont, der sich mit steigender Bewusstheit und zunehmender Vielfalt erweitert.

So entstehen der Spiralkreis und die Koordinatenachsen: x y z. Damit sind die Himmelsrichtungen Norden, Süden, Osten, Westen, oben und unten festgelegt.

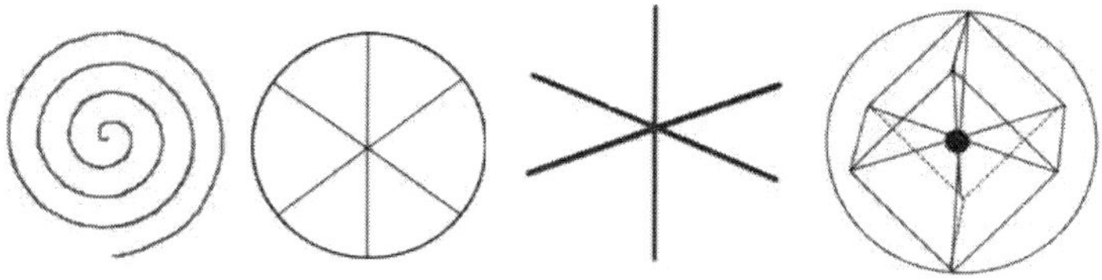

Da die Energie entlang der Wahrnehmungslinien fließt - gemäß des Weltraumgitters, das im ganzen All zu finden ist - entstehen Eckpunkte am individuellen Horizont, die, wenn wir sie verbinden, den ersten *Wahrnehmungskörper - sechs Pyramiden in einem Würfel* - ergeben. Das spielt eine Rolle, wenn wir später das 1. Reiki-Symbol, die CR-Spirale einsetzen, denn wir können uns immer unseren individuellen Horizont und Radius frei abstecken, innerhalb dessen wir unser Umfeld festlegen um darin Ordnung und Heilung zu aktivieren.

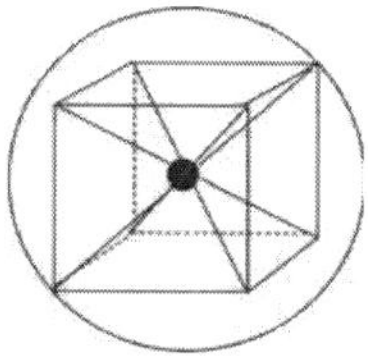

Der Würfel befindet sich im *leeren Raum der Kugel*, kosmisch betrachtet werden die Koordinaten zu den Diagonalen der Kugel und ergeben Pyramidenkappenlinien. Die göttliche Intelligenz verweilt zunächst genau im Mittelpunkt der Koordinaten und beginnt dann den Raum neugierig zu erkunden.

1. Tag

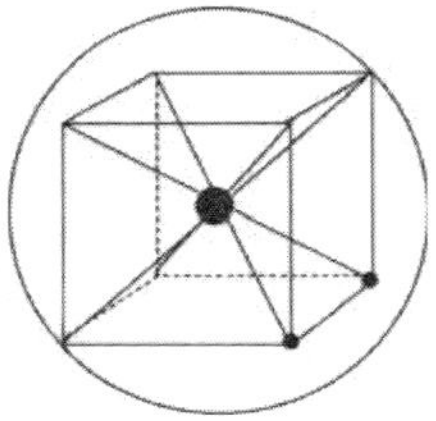

2. Tag

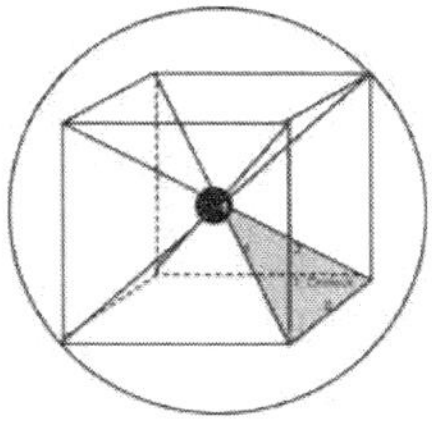

3. bis 4. Tag

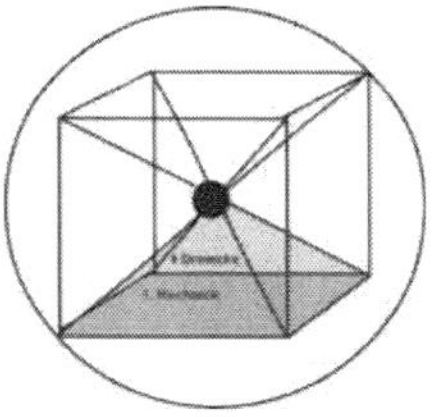

Sie bewegt sich aus der Mitte heraus zu einem der Eckpunkte, gelangt zum nächsten Eckpunkt und zur Mitte zurück. *„3“* hat sie mitgezählt. „Drei Punkte ergeben drei gerade Linien“, überlegt sie. Diese Erkenntnis hat Zeit beansprucht, wir nennen diese Zeit einen Tag und am Abend beschließt die göttliche Intelligenz sich die Zahl *„3“* (Trinität) als Erkenntnis des ersten Lichttages aufzuschreiben und ringelt diese Erkenntnis ein, damit der Tag besiegelt ist. Damit ist ein Lichttag entstanden, vom Punkt zur Linie, der erste Strahl Gottes zeigt sich. Am nächsten Morgen erkundet sie ihre Entdekkung genauer und sie erkennt die eine Fläche, ein Dreieck, das sich aus drei Linien bildet. Wieder schreibt sie sich die Erkenntnis auf. *„1. Fläche Dreieck“* und sie ringelt den Tag ein und legt ihn neben den ersten Tag. Damit ist der zweite Lichttag entstanden, der zweite Strahl Gottes zeigt sich und hat ein Gesicht bekommen, das Dreieck als Symbol Gottes. Den ganzen nächsten Tag ist die göttliche

Intelligenz damit beschäftigt die drei weiteren Dreiecke zu erkunden und die Flächen abzuspazieren. Sie stellt schnell fest, dass sie gleich groß sind wie das zuerst entdeckte Dreieck. „Vier Dreiekke“, denkt sie und da sieht sie am Abend, dass diese vier Dreiecke wieder vier Linien bilden. „Muss ich mir aufschreiben“, sagt sie, *„4 Linien, 4 Dreiecke“.* Damit sie diese nicht mit der Erkenntnis des ersten Tages verwechselt, zeichnet sie eine Linie leicht unterbrochen. Sie ringelt die Erkenntnis ein, legt sie zu den anderen, sodass die Tage sich nun um sie herum formen. Der dritte Lichttag und der dritte Strahl Gottes zeigen sich. Am vierten Lichttag betrachtet die göttliche Intelligenz die vier Linien genau, sie liegen ganz anders zueinander als bei den Dreiecken. Sie entdeckt die Winkelfunktionen. Am Abend hat sie die Fläche und die Winkel, die die vier Linien bilden, als Viereck erfasst. *„1. Viereck“*, notiert sie sich. Der vierte göttliche Strahl erkeimt.

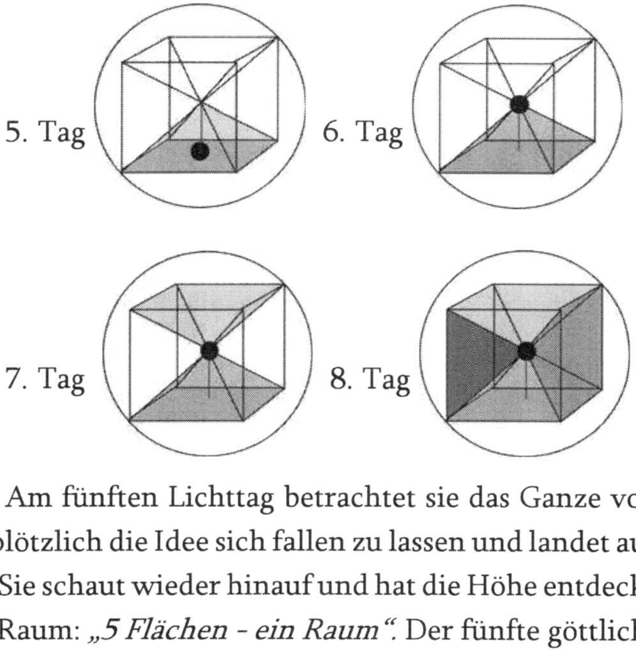

Am fünften Lichttag betrachtet sie das Ganze von oben und hat plötzlich die Idee sich fallen zu lassen und landet auf dem Viereck. Sie schaut wieder hinauf und hat die Höhe entdeckt und damit den Raum: *„5 Flächen - ein Raum“.* Der fünfte göttliche Strahl erlebt seine Geburt. Der nächste Tag vergeht mit Zusammenzählen der Erkenntnisse. So schreibt sie am Abend des sechsten Lichttages groß die Zahl *„9"* auf. Denn *„9 Linien"*, acht Kanten und die Höhe ergeben den ersten Raum, den sie entdeckt hat und sie nennt ihn *„Pyro - Feuerraum"*. Der sechste Strahl Gottes flammt auf. Am siebenten Lichttag ruht sich die göttliche Intelligenz aus. Sie ruht wieder in der Mitte und schaut verträumt nach unten und dann nach oben und entdeckt über sich einen komplementären Raum, der gleich ausschaut wie *„Pyro- der Feuerraum"*, aber auf dem Kopf steht. *„Eine Spiegelung"*, stellt sie fest und gibt ihr den Namen *„Pyra"*, dann notiert sie: *„Pyro und komplementär Pyra, also zwei pyramis"*, Feuerraum und Wasserraum. Pyramis wurde zum griechischen Wort für Pyramide.

Am achten Lichttag überblickt sie dann den ganzen Raum. Sechs Pyramiden ergeben einen Würfel, der sechs rechteckige Flächen hat. *„6 Flächen des Würfels sind 6 Pyramidengrundflächen"*, notiert sie. Der achte Strahl Gottes in seiner komplexen Transzendenz zeichnet sich als sanfter Schein am Horizont der Leere ab. Am neunten Lichttag erfasst sie die Weisheit des Raumes. *„5"* schreibt sie auf, *„5 wichtige Erkenntnisse: Mittelpunkt, Eckpunkte, Kanten, Flächen, Raum"*. Der neunte Strahl Gottes durchdringt das, was bereits ist und auch das, was erst sein wird. Am zehnten Lichttag studiert sie *„3 Beziehungen: Länge, Breite, Höhe"* und nennt sie a, b, c. Der zehnte Strahl Gottes wirft die Liebe weit durch Raum und Zeit. Am elften Lichttag kommen zwei Erkenntnisse dazu: *„5 Betrachtungen - Länge, Breite, Höhe, innen, außen"*. Der elfte Strahl Gottes legt die Ruhe in ihr Herz. Am zwölften Lichttag macht sie die *„8. geometrische Wahrnehmung: Umfang"*. Umfang ist das, was innen von außen trennt - der Horizont. Der zwölfte Strahl Gottes in seiner Stille führt die göttliche Intelligenz wieder ins Innerste ihres Wesens hinein. Sie fragt sich, wie sie von den sieben geometrischen Wahrnehmungen - Mittelpunkt, Eckpunkt, Länge, Breite, Höhe, innen und außen zum achten Aspekt, dem Horizont ihrer Welt kommt? Ein neues Erwachen ist notwendig.

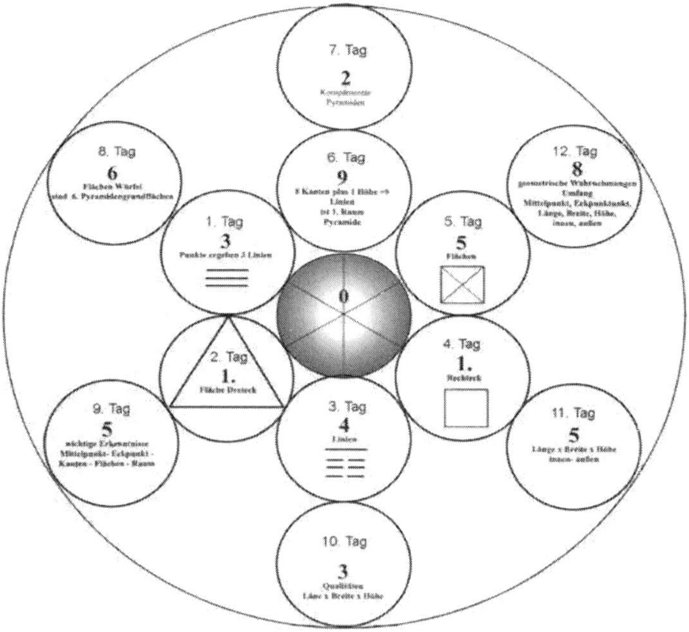

So schlägt sie die Augen auf und betrachtet die Ergebnisse der ersten zwölf Lichttage, die symbolisch in Kreisringen in einer Ebene im Raum liegen. Ein schönes Gebilde ist entstanden, das erste Umfeld, die *Frucht des Lebens* der ersten zwölf Lichttage. Der kleine ursprüngliche Würfel mit den inneren Pyramiden ist mit jedem Lichterkenntnistag ganz unmerklich mitgewachsen und erhebt sich über alle neuen Lichttagskreise, die nun gemeinsam, von einem *größeren Horizont der Kugel der Leere* umgeben sind.

Da durchschreitet die göttliche Intelligenz den bereits erweiterten Ur-Raum und entdeckt den Durchmesser des Kreises und der Kugel, von dem dieser neue Raum umgeben ist. Der neue Raum ist bereits eine *Frucht* des allerersten kleinsten Ur-Raumes, der weder Zeit noch Licht kannte. Dieser neue Raum, die erste Frucht, hat zwölf Strahlen und einen Zeitzyklus von zwölf Tagen. Die göttliche Intelligenz kennt nun alle Längen der Kanten, alle Winkel, die Höhen, sie erkennt den Radius und den Durchmesser und die Diagonalen in diesem Raum und kommt an ihnen immer wieder zu den Eckpunkten ihrer Welt. Doch wie groß ist der Horizont, in den diese ihre Welt passt? Da betrachtet sie nachdenklich ihre Siegelringe mit den eingeringelten Zahlen und sieht, dass im Mittelpunkt keine Zahl steht. „Müsste da nicht Null stehen?“, überlegt sie, denn von der Mitte heraus begann ihre Erkenntnisreise mit Null. Ja, *„0“* schreibt sie in die Mitte und ihr unbefangener Spaziergang hat das kosmische Gesetz der heiligen Geometrie für immer und ewig festgesetzt. Weiblicher Logik folgend erfasst sie nun das Geheimnis des Kreises und der Kugel: π 03,14159265358. π, das Geheimnis von Ganzheit und Leere. π ist auch Christussymbol.

„0314159265358“, überlegt sie, das sind die Erkenntniszahlen von zwölf Tagen. Da jede Erkenntnis immer in einem genauen Verhältnis zum Ganzen steht, jede Seite, jede Länge, jeder Punkt, jede Fläche, müssen diese Erkenntniszahlen eine besondere Bewandtnis haben, sonst hätte ich sie so nicht aufgeschrieben. So durchschreitet die göttliche Intelligenz noch einmal die Koordinaten des erweiterten Ur-Raumes und alle ergeben diagonal fünf Tages- Schritte. Nun multipliziert sie die Erkenntniszahlen 0314159265358 mit 5! (ð2r=u=2rð) Das ergibt 1570796326790. Die göttliche Intelligenz probiert es aus. Sie umrundet den ersten Ur-Raum in einem Kreis von 15,70796326790 Schritten. Mit 15,7 Schritten geht sich das aus, doch es bleibt ein kleiner immer fortlaufender Dezimal-Restwert übrig. 15,7 ist die Zahl der Lichtmagie und Schöpferkraft. 15 ist die Zahl der Magie und 7 die heilige Zahl der Bewusstheit.

Da erkennt die göttliche Intelligenz, dass 03,14159265358 die Zahl des Kreises und der Kugel ist und nennt diese Zahl π - Pi.

π - Pi ist der sechszehnte Buchstabe des griechischen Alphabets und ist eine Abkürzung für *„perifereia"* den Randbereich, bzw. *„perimeter"* den Umfang, aber auch *„Pionier"*, den Fußgänger, der mit seinen Schritten Neuland entdeckt. Dann überlegt sie, was der Restwert wohl bedeutet? Und sie gibt uns die Antwort: Wie viele Komponenten und Entsprechungen wir auch immer in der Ur-Kugel finden mögen, es werden nie alle sein. Immer bleibt ein Rest, ein Geheimnis, denn die Kugel symbolisiert die Ganzheit und die Leere, sie beginnt bei Null und war doch immer schon da. Sie beginnt bei Null und trägt doch einen Wesenheitswert von ALL-EINS. Wir sollten nicht aufhören zu suchen und bereit sein, immer wieder neue Schritte zu wagen um mit Begeisterung neue Entdeckungen zu machen. Der *„Rest"* ist von Gott gegeben, damit die Entdecker-Neugierde bleibt und uns voranbringt.

Noch eine wichtige Beobachtung macht die göttliche Intelligenz, indem sie ihr Zahlenspiel 0314159265358 betrachtet. Diese zwölf Zahlen beinhalten alle zwölf Ziffern der Zehnerreihe von null bis neun mit Ausnahme der Zahl Sieben. So ernennt die große unsichtbare Göttin der übergeordneten Fähigkeiten die Zahl Sieben zur göttlichen Zahl und bestimmt sie als Lichtzahl (Sonnen-Tag=Sonntag). Sie setzt ihr die Krone der Elohim auf, aus deren Lichtstrahlen die ersten sieben Erzengel hervorgehen, die der göttlichen Intelligenz bei der weiteren Zeit-Entwicklung, Formung und Gestaltung des Universums helfen sollen. Gemäß der verbleibenden fünf Schöpfungslichttage erstrahlen die transzendenten Lichtstrahlen acht bis zwölf und damit schließt sich der Zeit-Kreislauf: Tag, Nacht, Jahr usw. Nun ordnet sie ihre zwölf Tagesringe den zwölf Strahlen und Erzengeln zu. Da bleibt noch der erste Kreis null und sie schaut tief hinein in die Leere, den Uranbeginn und entdeckt den geheimen - den innersten Lichtstrahl, der dem Urjuwel Gottes entspringt.

Er heißt ... - ja den Namen wird sie erst erfinden - doch vorweg sei er bereits verraten: Es ist Metatron - das Gewand, die Struktur Gottes. Es gibt also eine transzendente Zahl, die der Zahl *NULL „0“* immer dann zugrunde liegt, wenn aus ihr eine Wesenheit erwacht, die ja nicht *NULL* sein kann, sondern *EINS.* „Ich muss also schreiben *0=1“*, überlegt sie. Denn in der Leere ist alles enthalten, sie ist vollständig, sie ist die komplementäre *1.* 1^1 ergibt aber immer *1.* Es würde also nie eine Evolution stattfinden. „Es muss sich der Uranfang von der sichtbaren Schöpfung durch eine bestimmte Zahlenqualität unterscheiden“, grübelt sie und denkt lange nach. Dabei schaut sie immer tiefer und tiefer in das Geheimnis des innersten göttlichen Strahles hinein, bis sie die zukünftige komplexe Entwicklung erkennt, die das Universum nehmen wird. Sie erfasst, dass es die Null nur als Bestimmung eines *Punktes* geben kann, niemals jedoch als Wert. Wohingegen jede andere Zahl von plus 1, 2, 3 hinauf ins Unendliche und minus 1, 2, 3 hinab ins Unendliche immer einen - eben ganz individuellen - Wert repräsentieren. Dimension *„null -0“* kann nicht ohne Wert (wertlos) sein und es gibt auch keine *„null-0“* ohne Wert in einer folgenden Dimension, sondern nur einen *„Nullpunkt“*, der die gesamte Information aus der davorliegenden Dimension bereits mitbringt. Lass es uns wieder von der heiligen Geometrie her betrachten. Unsere Wissenschaftler sagen, der Punkt entspricht der Dimension null (0), die Linie (jede Strecke, jede Gerade, jede Kurve) entspricht der Dimension eins (1). Jede Fläche wiederum entspricht der Dimension zwei (2) und jeder Körper der Dimension drei (3) und so weiter bis zur *„n-ten Dimension“*. Die Wissenschaft sagt, dass die vorherige Dimension immer in die nächste hineinpasst, nicht aber umgekehrt. Das stimmt. Der Punkt passt in die Linie, nicht aber passt die Linie in den Punkt. Die Linie passt in die Fläche, die Fläche passt aber nicht in die Linie. Die Fläche passt in den Körper, in den Würfel beispielsweise, nicht aber passt der Würfel oder ein anderer Körper in die Fläche. Daher ist es auch logisch, wenn Menschen beispielsweise mit den Reiki-Symbolen arbeiten, die von ihrem Ursprung her der zwölften Dimension entspringen, diese nicht als *„Ganzes"* in die dritte Dimension passen können.

Wir können uns selbst oder etwas um uns nur im richtigen Verhältnis von der zwölften Dimension zur dritten Dimension erfassen. Wenn du darüber meditierst, dann wirst du erkennen, dass du, wärst du ein Punkt, dich solange nicht als Linie, Fläche oder Körper erfahren kannst, solange du dich nicht selbst zur Linie, Fläche oder einem Körper weiterentwickelt hast. Erst wenn du der Körper bist, kannst du die Realität des Körpers und des Raumes erfahren.

Nun will die göttliche Intelligenz das Verhältnis der Licht-Erkenntnistage zueinander erfahren. Um das Verhältnis der Licht-Erkenntnistage im Ursprung der göttlichen Strahlen zueinander bestimmen zu können, muss also zu den ursprünglichen zwölf Licht-Erkenntnistagen in der Frucht des Lebens der mittlere vorserst mit *„Null-0"* bezeichnete Ursprungstag mitgezählt werden. Das ergäbe dreizehn Tage.

Drei Spiralkreise in der Entwicklung der ersten Licht-Erkenntnistage, Entwicklung der zwölf göttlichen Strahlen.

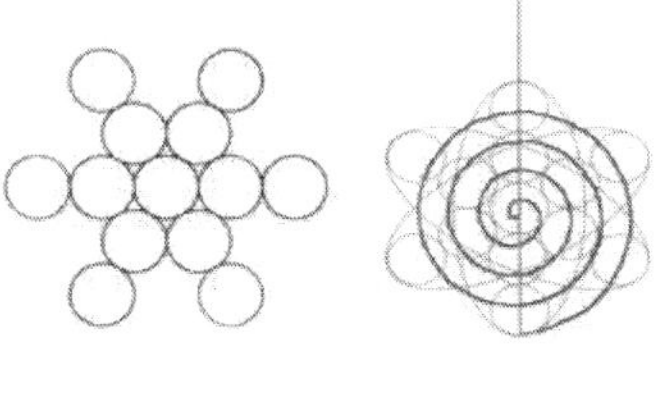

Die Null wäre nun zur *0=1* geworden. Aber das stimmt nicht, dann würde die *Eins* in die Null genau hineinpassen und nichts Neues kann entstehen - denn die Rhythmen würden vollkommen synchron laufen. Die Eins (1) ist aber etwas Neues, sie ist anders als Null (0) und trotzdem hat die Null die Größe der Eins bestimmt. Null ist also der transzendentale Wert von eins im Sprung der Dimensionen. Das ist der Wert, der sich ergibt, wenn der neue Zyklus der neuen Dimension durchlaufen sein wird. Dann nämlich kehrt die zwölfte Dimension wieder in den Ursprung zurück und bereichert den Ursprung mit all den Erfahrungen, die die Reise gebracht hat. Der Wert der ursprünglichen Null ist daher um einen Hauch größer als die Zahl eins der nächsten Dimension. Dieser Hauch ist im Schlüssel des Metatron von Gott festgelegt. Dieser Hauch ist der **freie Wille**, der von der Erfahrung der vorherigen Dimension zur Entfaltung der nächsten Dimension als Evolutionsmöglichkeit festgelegt ist. Dieser Hauch ist der Hauch, den Gott sich als Allmacht zurückbehält, zu Gunsten des freien Willens und der Schöpferkraft all seiner Kinder und Wesen - damit sie erkennen können, wer sie sind. Das bedeutet, der Schlüssel von Metatron schenkt uns genau die Verhältniszahl, in der wir als individuelle Wesenheit (Elektron, Atom, Element, Schwingung, Pflanze, Stein, Tier, Mensch, Planet, Stern, Universum, Engel usw.) von Dimension zu Dimension anwachsend unseren freien Willen gebrauchen und einsetzen können. Es ist dies die Verhältniszahl von 1 zu $\mathbf{1}^{1,0901}$

Dimensionszyklus $12=1^{1,0901}+1+2+3+4+5+6+7+8+9+10+11+12$
$=13^{1,0901}$

In der Wesenheit der Zahl null (0) liegt der Geheimschlüssel von Metatron. Sein Wert ist $1^{1,0901}$, eine Zahl, die sowohl mathematische, als auch spirituelle Wertigkeit repräsentiert.

Schlüssel des Metatron = $\mathbf{1}^{1,0901}$

Es ergibt sich also im Uranfang aller Lichttage zueinander nicht ein Verhältnis von $0 + 7 + 5 = 12$ Schöpfungsschritten, sondern ein Verhältnis von $1^{1,0901} + 7 + 5 = 13^{1,0901}$ Schöpfungsschritten. Alte Kulturen, wie die der Mayas, haben mit dem Dreizehner-Schlüssel in der Zeitrechnung gerechnet. Wir rechnen mit dem Zwölfer-Schlüssel und wissen, dass er mit den Umlaufzeiten der Erde um die Sonne nicht exakt übereinstimmt. Daher gibt es Schaltjahre. Das Verhältnis vom Uranbeginn und der Entstehung der sichtbaren Welt ist daher:

$$\frac{1^{1,0901} + 7 + 5}{1^{1,0901} + 7} = 1{,}6180393$$

Proportia Divina = 1,6180393

Liebe Freunde, die Engel sagen, die Proportia Divina ist das wahre göttliche Verhältnis, der goldene Schnitt des Universums. Die Zahl Phi und die Fibonacci-Zahlenfolge sind eine Annäherung daran. Der Wert von Phi φ ist 1,618033988

Nun wird auch ersichtlich, warum aus den aneinander gereihten Kreisen der Frucht des Lebens die Blume des Lebens wird.

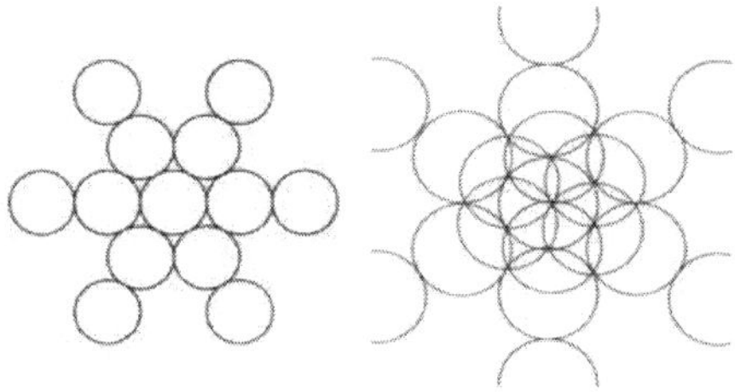

Der Ursprungskreis ist eigentlich in der vorigen Dimension liegend und nicht - beziehungsweise nur dahinterliegend sichtbar. Die sechs inneren Kreise überlagern den Ursprungskreis. So steigt eine Dimension aus der anderen hervor. Die Blume des Lebens breitet sich als Evolutionsmuster nämlich nicht nur linear aneinander gereiht aus, sondern auch innerhalb eines Dimensionszyklus erwächst eine Frucht aus der anderen. Das heißt, jede Frucht trägt den Samen

- die Information - für die nächste Frucht bereits in sich.

„Perfekt“, sagt Intelligentia, „damit ist auch die vollkommen harmonische Proportia Divina, die göttliche Teilung, festgelegt.“

$1^{1,0901} + 7$ ergibt $8^{1,0901}$

$8^{1,0901}$ ist die Zahl der Unendlichkeit und Lemniskate.

Nach dieser Erkenntnis widmet sich die göttliche Intelligenz gemeinsam mit den Erzengeln der Erforschung vollkommen harmonischer Körper in der Frucht des Lebens. Es gibt genau fünf vollkommen harmonische Körper, zusätzlich zur Kugel, die ganz genau in die Kugel hineinpassen! Es sind dies die fünf platonischen Körper. Sie sind vollkommen regelmäßig. Ihre Oberflächen bestehen aus gleich großen, gleichseitigen und gleichwinkligen Vielecken. In jeder Ecke eines platonischen Körpers stoßen genau gleich viele Flächen aneinander. Zu jedem platonischen Körper gehören drei spezielle Kugeln (Leer-Räume). Die erste - die Kantenkugel - berührt alle Kanten ihres platonischen Körpers genau in der Mitte. Eine zweite, kleinere Kugel, die sogenannte Inkugel, ist so in den Körper eingeschrieben, dass sie alle Flächenmittelpunkte des platonischen Körpers berührt. Eine dritte Kugel, die Umkugel, umhüllt den platonischen Körper so, dass sie alle Ecken des Körpers berührt.

Das Tetraeder (1) ist der erste platonische Körper. Ein Tetraeder besteht aus vier gleichseitigen Dreiecken mit vier Ecken. Der zweite ist der Würfel (2) mit sechs Quadraten, acht Ecken und zwölf Kanten. Das Oktaeder (3) hat acht gleichseitige Dreiecke, sechs Ecken und zwölf Kanten. Das Ikosaeder (4) hat zwanzig gleichseitige Dreiecke, zwölf Ecken, dreißig Kanten und das Pentagon-Dodekaeder (5) hat zwölf regelmäßige Fünfecke, zwanzig Ecken und dreißig Kanten. Die Kugel (0) symbolisiert die Leere und das Ganze - den kosmischen Ur-Raum. Die Kugel umschließt alles und alle platonischen Körper haben im Würfel ihren Platz - also in den kosmischen Würfelfeldern, erinnert euch bitte an die Geschichte der Entstehung der Elemente.

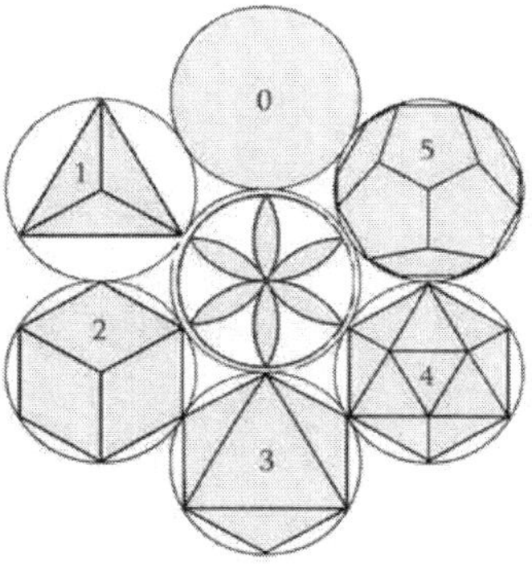

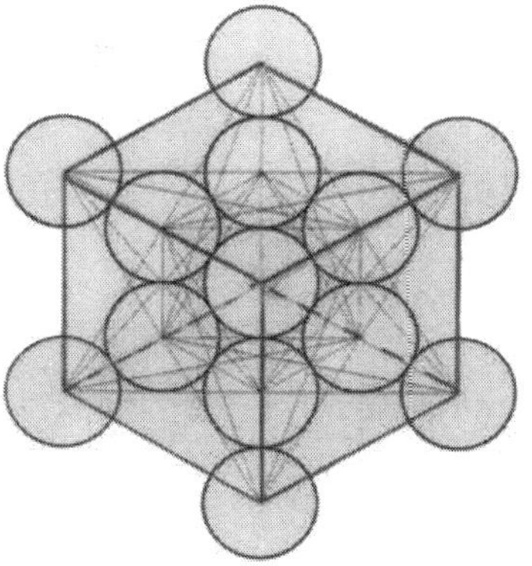

Begeistert von dem Wunderwerk der Schöpfung setzt sich nun die göttliche Intelligenz auf den Würfel und schaut nach innen. Sie erkennt alles, alle Strahlen, alle Erzengel, die harmonischen Körper, die Gesetzmäßigkeiten von Licht, Klang und Schwingung, das ganze Wunder der himmlischen Sphäre, Musik und Harmonie. Alles hat sie ermessen, gezählt und abgeschritten: *„goods perfektion"* in heiligen geometrischen Strukturen. Da fällt ihr der Name ein für den innersten aller Gott-Engel, der sie in seinen Armen hält: *„Meta-Thron"*- das, was zwischen erhabenen Füßen göttlicher Intelligenz abgeschritten und bemessen ist. *Thron* heißt auf griechisch hoher Fuß, Sockel und *meta* heißt zwischen. Später hat sich die Schreibweise Metatron eingebürgert. Metatron ist das Gewand, der Körper der göttlichen Intelligenz.

Die göttliche Intelligenz sehnt sich nun nach Lebendigkeit, Spiel und Vielfalt. Plötzlich hat sie die Idee, sie müsse nun das gesamte Gebilde, die Frucht des Lebens und die heilige geometrische Struktur zum Leben erwecken. Voll Begeisterung beginnt sie erneut die Koordinaten des Ur-Raumes abzuschreiten. Dabei kommt sie immer mehr ins Tanzen und Drehen und sie erzeugt eine so unglaubliche Dynamik, bis das gesamte Gebilde mit pochendem Herzschlag erwacht. Ihre tanzende Energie hat Herzbahnen gezogen. Das Herz des Universums ist geboren. Der Herzschlag des Lebens beginnt zu pochen.

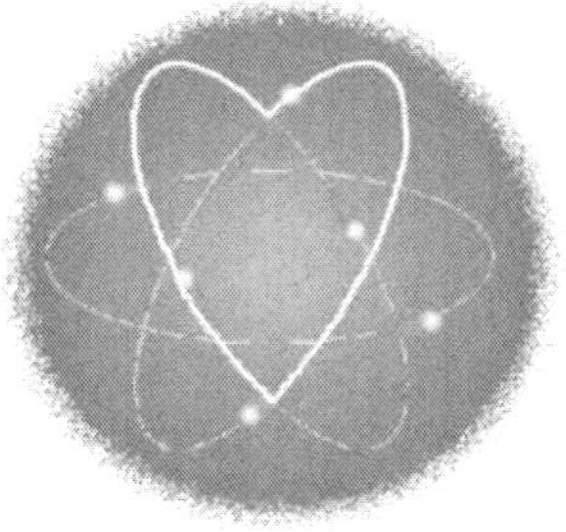

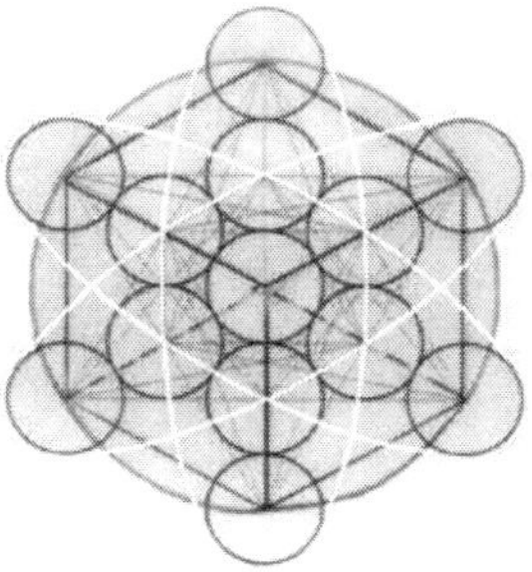

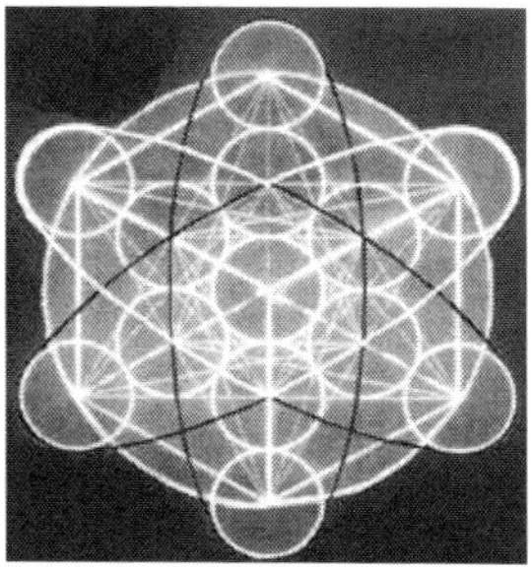

Die Große Göttin hat alles zum Leben erweckt, sie kennt die Ordnung und die Pfade der Harmonie, der kosmische Raum kann sich ausdehnen, die Blume des Lebens entsteht. Die göttliche Intelligenz ist die unsichtbare Große Göttin, die mit ihrer Weisheit das Elektron, Atome, Sterne und Menschen leitet.

Wir sollten die notwendigen Struktur- und Prozessgeheimnisse wenigstens erahnen können, die für das bewusste Licht-Management so wichtig sind. Wir sollten die Weisheit der göttlichen Inelligenz erkennen um ihr vertrauen zu können und um uns von ihr führen zu lassen. Beginnen wir endlich zu verstehen, was es bedeutet, wenn die alten und neuen Weisen uns sagen *„Mikrokosmos ist gleich Makrokosmos und Makrokosmos ist gleich Mikrokosmos“*. Lass uns doch gemeinsam das Wunder Kosmos bestaunen, das in absoluter harmonischer Struktur und in absolutem harmonischen Bewegungsprozess sich offenbart. Betrachten wir Atome als Struktur, so zeigen sie sich uns als ein Aspekt eines der im *„ Würfel des Metatron“* verborgenen Körpers. Betrachten wir ein Atom als Prozess, Bewegung, so kann es sich beispielsweise in der Denkform von Nils Bohr und den Herzbahnen zeigen.

Aber wie auch immer, es liegen allen Formen und Bewegungsabläufen die gleichen universellen Gesetzmäßigkeiten zu Grunde. Diese wurden uns von Ur-Anbeginn an als die Ur-Elemente und ihre SYMBOLE vermittelt! Gerade wenn du das Symbol des *„Herzschlag des Lebens“*, die göttliche Dynamik über die göttliche Struktur des Würfels des Metatron in die Frucht des Lebens legst, dann kannst du erkennen, wie aus diesen Gesetzmäßigkeiten sich alle Lebens-Formen entwickelt haben: von der Raupe bis zum Schmetterling, vom Delphin bis zum Elefanten, vom Flugzeug bis zu den heiligen Tempeln, Kathetralen und Moscheen, von der Münze bis zum Computerchip, vom Blatt bis zum Stein, von Planeten bis zu Galaxien, von Eizellen bis zu Embryonen, vom Menschen bis zu Gott. Immer wird der Kreislauf sich in Gott schließen, denn Gott steht am Anfang und am Ende eines jeden Kreislaufs und immer und überall inmitten drinnen ist Gott zu finden.

Das eigentlich unteilbare Atom ist die Essenz Gottes selbst - Gott Vater und Gott Mutter, Gott Sohn und Gott Tochter und der Heilige Geist sind im kleinsten und im größten Aspekt untrennbar miteinander verbunden.

Gott Mutter Aspekt, zugeordnet Wasser - Ikosaeder - Prozess, Herzensdynamik, Intelligenz, Gnade, Liebe.

Gott Vater Aspekt, zugeordnet Luft - Oktaeder - Struktur, Wille, Weisheit, Logik, Atem, Liebe.

Gott Sohn Aspekt, zugeordnet Erde - Würfel - Blut, Menschwerdung, Auferstehung, Höheres Selbst, Liebe.

Gott Tochter Aspekt, zugeordnet Feuer - Tetraeder - Licht, Ätherkörper, Seele, Liebe.

Heiliger Geist Aspekt, zugeordnet Dodekaeder - Äther, Prana, Chi, Reiki, Liebe.

Zeigt sich das eine, bleibt das andere unoffenbart. Ihre Weisheit lebt im Beziehungsspiel der vier Ur-Elemente, aus denen sich die ganze Schöpfung bildet und im Heiligen Geist, der uns durch Reiki berührt. Sie sind untrennbar miteinander vereint - da, wo der Vateraspekt ist, ist auch der Mutteraspekt, da, wo der Aspekt Sohn ist, ist auch der Aspekt Tochter.

Wir bekommen eine Ahnung, wie wunderbar und in welch Schönheit an Harmonie und Rhythmik sich der Schöpfungsprozess und die Formenvielfalt gestaltet. Die Bewegung entsteht aus dem Gefühl, aus der Sehnsucht nach Verbindung, nach Beziehung. Herzen, die sich finden, auch in subatomaren Bereichen. Die Impulse sind immer die gleichen. Das Schöfungswunder ist ein Wunder an Beziehungsfähigkeit, Harmonie und Liebe. Die Formen entstehen aus dem Rhythmus der Zahlen und Klänge, sie werden gleichermaßen erschaffen von Gedanken, Worten, Musik, Klang, Form, Körper, Leben, Raum und Zeit usw. - wie sie auch deren Heimat sind. So begann ich immer tiefer zu verstehen und zu ergründen, was sich mir in einer Vision in meinen Kindheitstagen zeigte. Ein Aspekt der universellen Struktur des göttlichen Geistes in der Luft rund um mich:

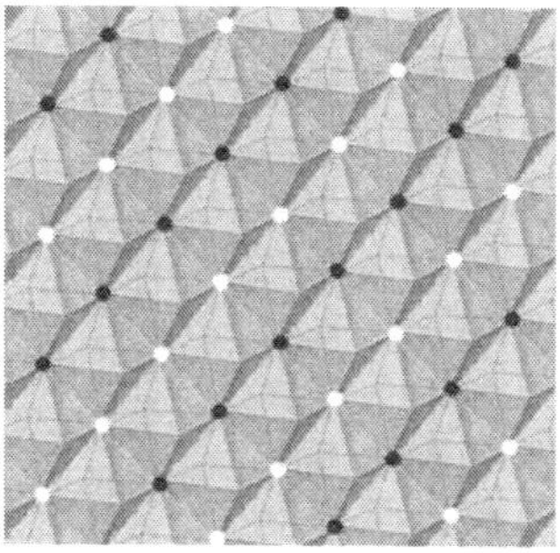

Bedenken wir, der Schöpfungsprozess fand nicht (nur) irgendwann einmal am Anfang aller Zeiten statt, sondern der Schöpfungsprozess findet auch jetzt, immer und immer wieder statt! Jede Sekunde entstehen Millionen von Atomen neu! Folgen wir doch der Weisheit der Ur-Rhythmen und Ur-Gesetze! Wir können uns dieses Wunder und diesen Segen bei der Gestaltung unseres Lebens, unseres Selbstmanagements wie auch Firmenmanagements voll und ganz zu Nutze machen. Beobachten wir das Teilchenspiel, aus dem die Atome und Elemente entstehen, dann erkennen wir, dass der Schöpfungsprozess ein *„Beziehungsspiel"* ist. Gottes Wahrheit, Schöpferkraft und Liebe kommt zu uns mit jedem Atemzug, mit jedem Herzschlag, mit und in jedem Augenblick!

Intuitives Reiki Licht-Management will uns gerade dahin führen, dass wir verstehen, dass jedes Management nur dann ein vollkommen faires, gerechtes und für alle gewinnbringendes und zufriedenstellendes Management ist, wenn in das Beziehungsspiel auch alle Elemente und Teile gleichberechtigt miteingebunden werden. Ein Licht-Management, das nur durch Rückbindung und unter der Führung der ursprünglichen Intelligenz - Gott - und der ursprünglichen elementaren Kraft und Ordnung möglich ist. Ein Licht-Management, das nicht nur auf wenige Menschen und deren Bedürfnisse hin ausgerichtet ist, sondern ein Licht-Management, das auf alle Menschen in einem globalen harmonischen Zusammenspiel Rücksicht nimmt - ebenso wie auf die Natur, die Mitwelt, die Tiere, die Pflanzen und auch auf die mikrokosmischen Grundbausteine unseres Lebens und der Materie. Denn, ein gewinn- und profitorientiertes Management, wie es von Konzernen, Politikern und auch der Wissenschaft unserer Zeit betrieben wird, zerstört die Harmonie des Elementehaushaltes, zertrampelt rücksichtslos die lebendigen Samen der Natur und bedroht die natürliche Ordnung im atomaren und subatomaren Bereich.

Die Eingriffe und Veränderungen in makrokosmische und mikrokosmische Strukturen, die durch gier-, geiz- und profitorientiertes Management verursacht werden, haben Auswirkungen, deren Tragweite weder Manager, noch Politiker oder Wissenschaftler überhaupt abschätzen können, geschweige denn, dass sie in der Lage wären die Verantwortung dafür zu übernehmen. Ohne sich an die Weisheit der Urformen zu erinnern und sich mit den elementaren Kräften des Kosmos zu verbinden, wird es kein Management der Zukunft schaffen, all das wieder in Ordnung zu bringen, was die Menschheit bereits zerstört und in Disharmonie gebracht hat. Intuitives Reiki Licht-Management ist ein Management, das den natürlichen Impulsen des Lebens, der Entfaltung und der Heilung folgt. Jeder kann es anwenden, intuitiv, der eigenen Stimme folgend, in eigener Verantwortung und in vollkommener Freiheit.

Reiki, höchstdimensionale Licht-Symbolarbeit

In meinem Buch *„intuitives Reiki nach Sensei Mikaomi Usui, der zweite Grad“* habe ich die traditionelle Arbeit mit den Reiki-Symbolen eingehend beschrieben. Ich war eine der Ersten, die die Symbole in einem Buch bekannt gegeben hat. Sorgsam geschützt durch versiegelte Seiten - so findest du sie auch am Ende dieses Buches mit Anweisung, wie sie zu zeichnen sind und mit den Mantras. Doch nun, liebe Reiki-Freunde, ist es an der Zeit, dass wir die Symbole in einem breiteren Kreis von Menschen besprechen, um das Wunder ihrer Wirkung tiefer ergründen zu können. Wir arbeiten an wichtigen Schritten der Evolution mit vielen Menschen zusammen, um die unterschiedlichen Bausteine - Medizin, Physik, Chemie, Mathematik, Geometrie, Kunst und Philosophie studieren und ergründen zu können. Daher bitte ich um Verständnis, dass ich nachfolgend, um die Erklärungen veranschaulichen zu können, auch die Abbildungen der Symbole offen wiedergebe. Bitte gehe liebevoll und achtsam mit diesem heiligen Wissen um.

Viele Menschen haben sich in den letzten Jahren in die hochschwingenden Reiki-Symbole einweihen lassen. Viele Menschen haben gespürt, dass die besondere Bedeutung der Reiki-Symbole darin liegt, dass sie alles, worauf sie angewendet werden, durchdringen und von innen her neu aktivieren! Jedes Atom, jede Zelle, jede Energieform, jeder Organismus, jede Manifestation und Struktur, jeder Gedanke wird dabei durch das Reiki-Licht durchleuchtet und neu aktiviert, liebevoll auf- und ausgerichtet. Diese neue Aktivierung geht bis in die atomaren, kosmischen Gesetzmäßigkeiten hinein, geht hinein ins Zellbewusstsein und in die genetischen Codierungen. Dabei trachten die Reiki-Symbole danach, dass alles, was getrennt war, wieder vereint wird mit dem ursprünglichen göttlichen Plan und der göttlichen Weisheit. Reiki ist Heilenergie und heilen bedeutet ganz machen, vollkommen, heilig. Lassen wir es zu, so werden dabei unvollkommene, kranke Manifestationen und Programme bereinigt, transformiert, verbessert und geheilt. Aber nur, wenn wir es wollen und zulassen. Wenn wir Gott als höchste Bewusstseinsinstanz und Energie einsetzen, dann liegt das Geheimnis darin, dass die göttliche Energie uns ja selbst erfasst und durchdringt und bestrebt ist uns zur vollkommenen göttlichen Bewusstheit hochzuziehen! Höchste göttliche Energie respektiert dabei immer unseren freien Willen. Das ist der Unterschied zu den niederen Kräften, die das nicht tun. Reiki ist göttliche Energie und Weisheit. Die Reiki-Symbole sind Träger höchster universeller Intelligenz, Weisheit und Liebe. Das heißt, wenn wir mit Reiki arbeiten, so wird Reiki sich bemühen uns selbst zu höchster Liebe, Friedfertigkeit, Weisheit und Erleuchtung heranzuführen. Wenn wir mit Engeln arbeiten, so werden Engel sich bemühen uns auf das höchstmögliche Schwingungsniveau anzuheben. Reiki ist ja die Licht-Schwingung, die von Engeln ausgeht.

In spirituellen Kreisen ist derzeit weit verbreitet die Rede vom Aufstieg in die fünfte Dimension. Dabei ist die fünfte Dimension kein anderer Ort oder anderer Planet, sondern ein anderer, ein mehrdimensionaler bewusster Seinszustand, in dem die dritte Dimension gleichermaßen beheimatet ist wie die Fläche im Würfel. Es bedeutet dies, dass die Schwingung des Planeten Erde und somit unser aller Schwingung sich mehr und mehr erhöht. Das ist für alle Menschen spürbar. Es entstehen dabei mehrdimensionale Energiefelder und Ebenen, die auf komplexe Art und Weise einander durchdringen! Wir müssen lernen diese komplexen Ebenen wahrzunehmen und voneinander zu unterscheiden. Das heißt, dass ein und die selbe Sache auf verschiedenen Ebenen betrachtet werden kann und bewältigt werden muss.

Ich biete dir in diesem Buch eine vertiefte und erhöhte Schwingungsform im Umgang mit den Reiki-Symbolen an. Aufbauend auf deine bisherige Reiki-Arbeit kannst du sozusagen jetzt eine Phase in die nächste dir zugängige Dimension legen, indem du die Reiki-Symbole dreidimensional anwendest. Bedenke aber, die Symbole sind keine *„Körper“*, sie sind auch keine *„Linien“*, sie sind energetische Strukturen höchster Frequenz, die den höchsten harmonischen Prinzipien der Heilung folgen und in der Lage sind in der Lage in *„Körpern und auch mentalen Strukturen“* eine Schwingung zu aktivieren, die es den Atomen, den Molekülen, den Zellen, den Lebensstrukturen erlaubt sich neu in harmonischer Schwingung auszurichten. Unsere Welt ist durchzogen von menschlichen mentalen Strukturen. Wir haben ein großes und bereits undurchschaubares, verwirrendes Geflecht aus Gesetzen, Verordnungen, Paragraphen, Richtlinien, Gepflogenheiten usw. erschaffen, die nun unsere individuelle Freiheit bedrohen. Wir müssen dringend für eine Durchlüftung und Bereinigung dieser verkrusteten Strukturen sorgen, wenn wir nicht an ihnen ersticken wollen. Es bedarf einer vereinfachten und gerechteren neuen Ausrichtung in allen Bereichen unseres politischen, gesellschaftlichen und wirtschaftlichen Zusammenlebens. Auch in die Managementstrukturen der Konzerne hinein reicht die Wirkkraft der Reiki-Symbole und der anderen kosmologischen Lichtsymbole. Wir brauchen sie bloß anzuwenden!

Wir müssen uns vorstellen, dass die Kraft unserer Gedanken, unserer liebevollen und gleichermaßen kraftvollen wie auch demütigen Anrufungen (Gebete, Meditationen, Lichtarbeit) der allerhöchsten Ebenen des Seins, wirklich die Kraft ist, die Berge versetzen kann. Diese feinen Schwingungen, die wir bewusst durch die Anwendung der Reiki-Symbole erzeugen (herbei bitten) können, gehen in Resonanz mit dem gesamten Mikrokosmos. Bis in die kleinsten Atome und Quanten hinein reicht die Schwingung und schafft Freiraum für eine neue natürliche und von Gott ausgehende Ordnung in allen Zellgefügen unseres Lebens. Das ist die Kraft, mit der wir arbeiten, die wir aktivieren, vom **Mikrokosmos** aus in den **Makrokosmos** hinein. Es geht nicht um eine Hierarchie der Macht, die der Natur, den Menschen und der Gesellschaft von außen aufgezwungen wird, sondern um eine feine Ordnung der Liebe, die von innen kommt und den Freiraum wahrt für das kleinste und das größte Lebewesen. Als ich die Durchsage bekam, dass ich die Reiki-Symbole in der Blume des Lebens finden würde, erweiterte sich mein Verständnis für die Reiki-Symbole. Beim ersten Symbol CR war mir dies als Reiki-Meisterin bereits bekannt. Doch beim zweiten und dritten Symbol fiel es mir wie Schuppen von den Augen. Ich erkannte die tiefe Bedeutung der dreidimensionalen Symbole und spürte die Wirkung sofort! Wenn du vorangestellte Erklärungen über die heiligen geometrischen Strukturen im kosmischen Weltenraum mit der Bedeutung von Mikrokosmos ist gleich Makrokosmos verstanden hast, dann wirst du auch schnell zur besonderen Bedeutung der Reiki-Symbolarbeit Zugang bekommen. Studiere die Abbildungen und Skizzen! Jedes Symbol hat eine andere höherdimensionale Dynamik, wenn du es dreidimensional anwendest.

Woher kommt die besondere Kraft, die spürbar wird, sobald wir die *„Spirale"* des CR-Symbols anwenden. Erinnere dich an das Kapitel der Entstehung der Elemente. Wir haben gesagt, die Neugierde lässt gemäß der Struktur eine Rotationsbewegung in den Elementarteilchen entstehen. Es ist, als mache der erwachende göttliche Geist einen Blick rund um sich in einer mehrfachen Drehung: nach vorne, nach rechts, nach hinten, nach links und noch weiter nach vorne, nach rechts, nach hinten ... Je weiter der Blick gleitet, um so größer werden die Abstände zwischen den Ringen bis sich der Blick am Horizont verliert -- doch ist es so? Nun, der *„Blick"* ist eine Energie! Eine Wahrnehmungsenergie, die an das Subjekt - das Atom - gebunden ist und verliert sich daher nicht, sondern kehrt wieder zum Subjekt zurück. Dieses erste *„Rundherumschauen"*, diese erste energetische Wahrnehmung liegt bereits in der Schwingung der Atome verborgen. Ja, das ist auch so weise eingerichtet, denn ein Atom hat einen begrenzten Raum zur Verfügung und so kommt die Spirale, wenn sie an ihr Ende gelangt ist, in entgegengesetzter Richtung wieder zum Ausgangspunkt zurück!

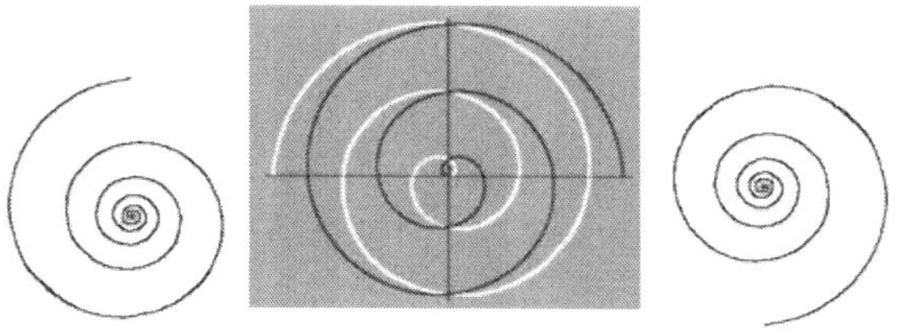

Jeder Mensch, jedes Lebewesen und jede Form hat einen eigenen Innenraum und eine eigene Schwingung mit einer besonderen Frequenz und besonderen Amplitude. Wenn wir mit dem ersten Reiki-Symbol CR arbeiten, dann aktivieren wir in jedem Lebewesen und jeder Form diese von Gott gegebene Eigenschwingung. Das biologische Leben folgt der sich verjüngenden bzw. erweiternden Weisheitsspirale, die wir in vielen Formen (z.B. Schneckengehäuse) der Natur finden. Daraus ergibt sich das *„biologische"* CR-Symbol:

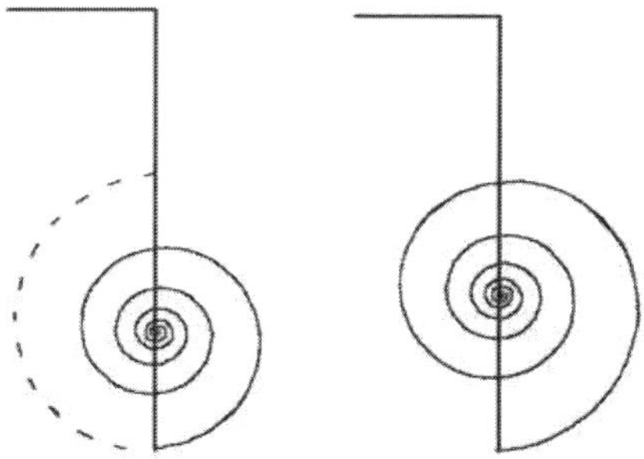

Mittels des CR-Symbols greifen wir hinaus in die Unendlichkeit des kosmischen Raumes und ziehen die Spiralbewegung in unsere *„Daseinsachse"* herein. Du kannst dir jetzt leicht vorstellen, dass Atome, in Bereichen, auf die wir das CR-Symbol anwenden, in ihrer natürlichen atomaren Schwingung bestärkt werden. Ist ein Gefüge (Körper, Zelle, Molekül etc.) aus dem *„Takt"* gekommen, also krank geworden, so wird die Erweckung der Eigenschwingung seiner Atome seine ursprüngliche Kraft und Selbstheilungskraft stärken. Natürlich kann dies nicht jede Spirale, die wir über etwas zeichnen. Es gehört die Einweihung dazu, die Autorität mit dieser hohen Licht-Frequenz zu arbeiten. Ein tägliches Lernen ist notwendig, um den eigenen Bewusstseins- und Energiekanal so rein und klar wie nur möglich zu halten, damit wir die reinste und höchste Frequenz von Reiki weitergeben.

Cosmiel, der große kosmische Erzengel und Baumeister mit

seinen vielen kleinen Cosimel-Engeln (Engel des Entzückens) leistet im atomaren Bereich eine exakte Arbeit. Er zieht die Spirale in genauen Sequenzen der Archimedes-Spirale und dies führt uns zum *„kosmischen“* CR-Symbol.

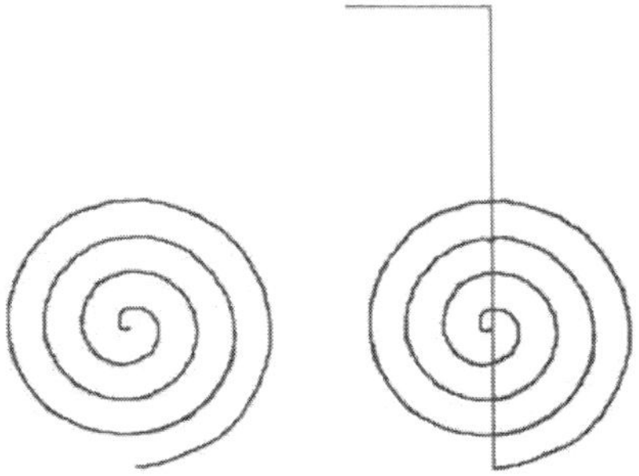

Die Engel sagen mir, ich soll dieses CR-Symbol in die Frucht des Lebens (mit dem Würfel des Metaton) und den Herzschlag des Lebens einfügen.

Ich füge das CR-Symbol ein und bin begeistert!

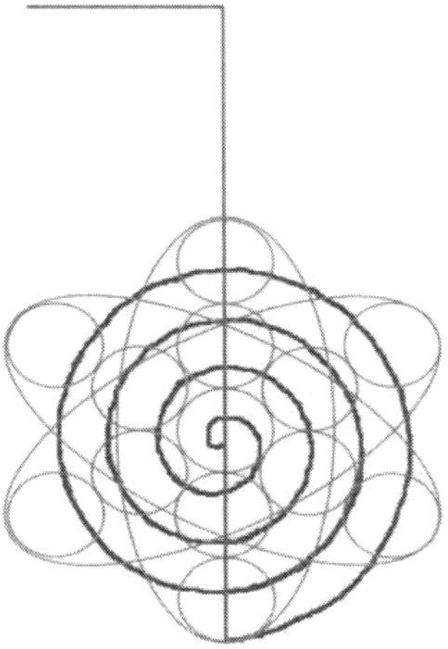

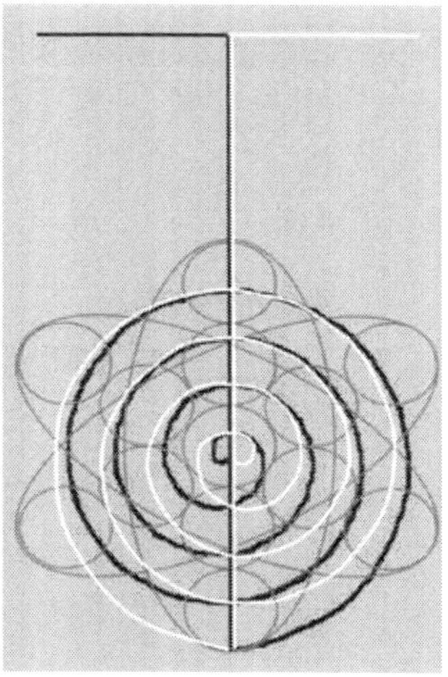

Jetzt kann ich verstehen, warum Cosmiel, der große kosmische Baumeister, von den vielen Cosimel-Engeln der Begeisterung umgeben ist. Im göttlichen Wunderbauplan passt nämlich alles vollkommen perfekt in Harmonie zueinander! *„That is Good's*

Perfection!" Denn, was ich sehe ist, dass das Symbol vom Herzschlag des Lebens aktiviert wird! Die Archimedesspirale kommt ja wieder zurück aus der Unendlichkeit und die Rhythmen ergeben im Mittel bzw. in der direkten Berührung die Schnittpunkte der Herzen. Da ist nichts Zufall, sondern alles genaueste Ordnung. Betrachten wir die Frucht des Lebens in der fertigen dreidimensionalen Erscheinung von oben und sehen uns aus dieser Perspektive das CR-Symbol in seinen beiden Drehrichtungen an. Nun ist es nur noch ein kleiner Schritt hin zur dreidimesionalen Anwendung.

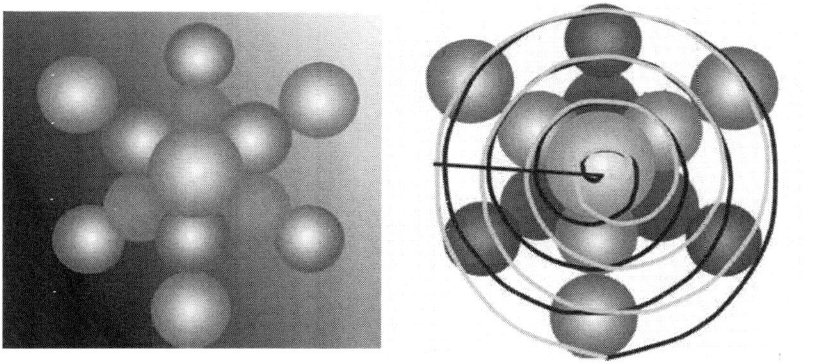

Wenn du das 3D-CR in der Reiki-Anwendung mit der ätherischen Hand über dich selbst zeichnest, wird es etwa so aussehen:

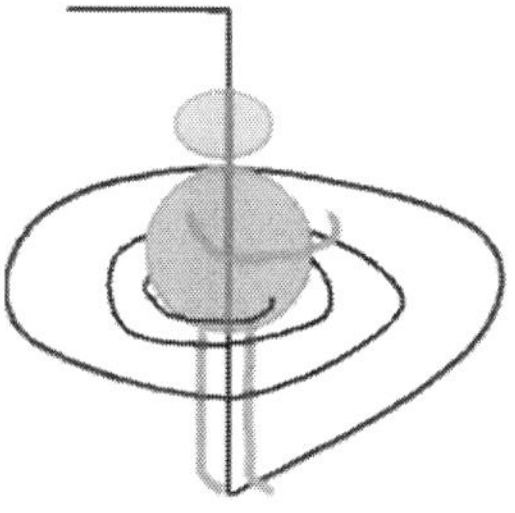

Du zeichnest das erste Reiki-Symbol (CR) raumumschließend, wobei du in gewohnter Weise oben links beginnst, senkrecht herunterziehst und dann in die Raumdiagonale gehst mit der ersten

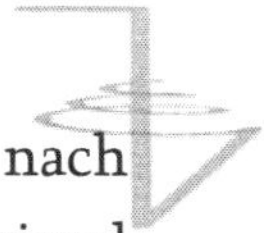

großen Raumspierale, die sich dann nach oben oder unten und nach innen oder außen hin bewegt. Dazu sprichst du innerlich dreimal das CR-Mantra in gewohnter Weise aus. Die Drehrichtung kannst du ändern, es ändert nichts am kosmischen Bewegungsverlauf, der letztendlich immer in einer Drehrichtung bis zum Endpunkt (Unendlichkeit) fließt, in der anderen Drehrichtung wieder (aus der Unendlichkeit) zum Subjekt, von dem die Spirale ausgeht, zurückkommt. In weiterer Folge kannst du das gesamte Symbol frei im Raum drehen! Dadurch werden alle Schwingungen, die sich innerhalb dieses vom CR-Symbol umfassten Raumes liegen, zu dir als Mittelpunkt hin zentriert!

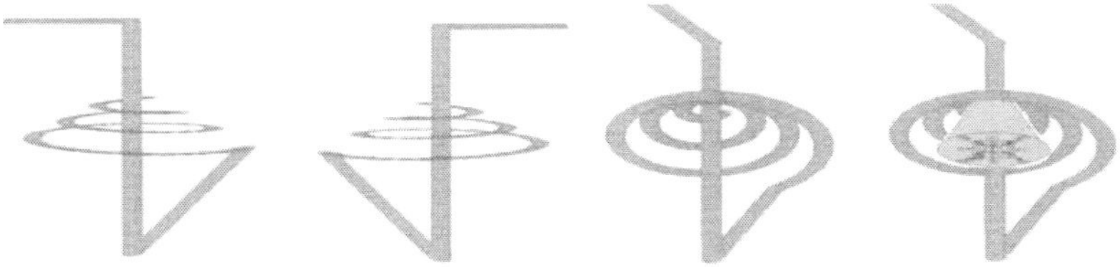

Am besten lernst du es, wenn du dich aufrecht hinsetzt oder stellst. Stelle dir vor, du beginnst über deinem Kopf mit der waagrechten Linie und ziehst sie dann senkrecht bis in den Boden. Von dort aufsteigend zeichnest du die drei Kreiskurven, die dich wie einen auf- und absteigenden Reifen umkreisen. Du kannst so alles dreidimensional ins erste Reiki-Symbol CR einhüllen: dich selbst, die Pyramide über dem morphogenetischen Beziehunsfeld, dein Haus, ja die ganze Erde. Hier noch einige Skizzen, damit du dir die Dreidimensionalität des CR-Symboles besser vorstellen kannst.

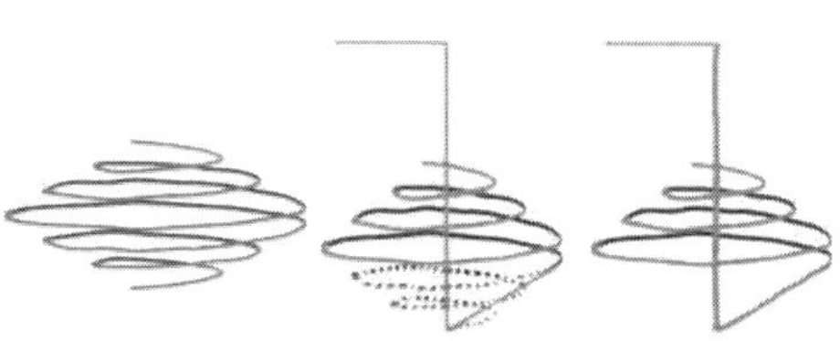

Wichtig ist, dass du wie immer bei der Reiki-Arbeit, so auch in der Anwendung der dreidimensionalen Reiki-Symbole mit großer Demut, Dankbarkeit und Liebe arbeitest. Beachte, was du in den Grundanwendungen der Symbole gelernt hast! Vertraue auf die große Intelligenz und Weisheit, die du mittels der dreidimensionalen Symbolarbeit aktivierst. Die Weisheit, die sich in dieser Form der Lichtarbeit entfaltet, ist von allerhöchster Schwingung und Intensität. Die Kraft ist umso stärker, je reiner dein Herz ist und je klarer und liebevoller deine Absicht. Setze niemals deine mentale Kraft über die Weisheit von Reiki! Arbeite in Demut und Vertrauen, sodass das Beste geschieht: das Beste für dich selbst, für jeden Einzelnen und das Große Ganze. Reiki ist *„eigenintelligent"*. Reiki als höchste Schwingung göttlicher Liebe wird immer die Freiheit eines jeden Individuums und Lebewesens, die Freiheit eines jeden Atoms in diesem Universum respektieren. In der Liebe und der Freiheit liegt die größte Selbstheilungskraft. Nur in der Liebe und der Freiheit kann sich jedes Lebewesen in Harmonie mit dem universellen Lebensfluss, in Harmonie mit den kosmischen Gesetzen und Strukturen und in Harmonie mit Gott selbst ausrichten. Jede Beschneidung der Freiheit ruft Druck, Schmerz und Angst hervor und widerspricht der Leichtigkeit und Schönheit des Seins. Ich kann dir die Arbeit mit den dreidimensionalen Reiki-Symbolen sehr ans Herz legen. Probiere es aus und du wirst die wunderbare Wirkung spüren. Bitte gehe in großer Demut, Liebe und Geduld an diese Lichtarbeit heran und achte immer auf deine innere Stimme, dein Gewissen. Lasse dich führen aus der Weisheit des Lichtes, folge intuitiv dem Pfad der Heilung ins Licht.

Auch das zweite Reiki-Symbol SHK lässt sich ganz wunderbar dreidimensional anwenden. Die Idee zur dreidimensionalen Anwendung des 2. Reiki-Symbols kam, wie gesagt, als mir Erzengel Hanael sagte, die Reiki-Symbole sind in der Ordnungsstruktur der

Blume des Lebens zu finden. Ich habe sie also in die Blume des Lebens und den kabbalistischen Lebensbaum hineinskizziert. Das CR-Symbol ist sofort ersichtlich.

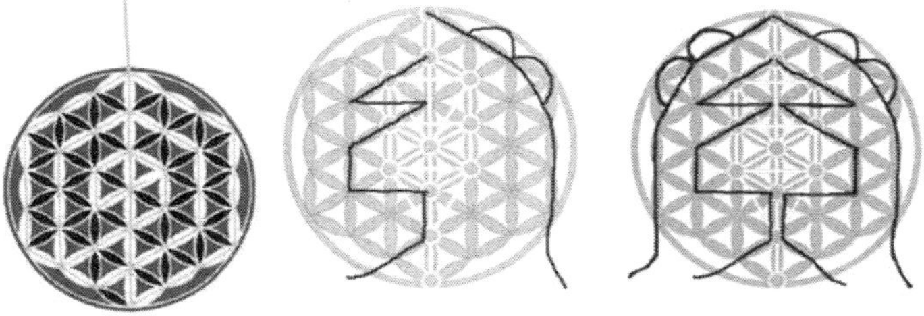

Doch beim 2. und 3. Reiki-Symbol ist es komplizierter und ich war nicht wirklich zufrieden mit dem Ergebnis. Jedenfalls brachte es mich dazu, das 2. Reiki-Symbol zu zeichnen und dann zu spiegeln - so entsteht ein sehr schöner, geheimnisvoller Schutzkörper, der in mir das Bild einer Glocke assoziierte. In der geistigen Anwendung aktivierte ich es in dieser Art über mir. Dann bat ich das 2. Symbol sich zu drehen und spürte seine enorme Kraft und Wirkung.

Probiere es, die Wirkung ist sehr stark. Ich erinnerte mich daran, wie bereits vor Jahren für mich völlig überraschend das 2. Symbol sich während einer Behandlung einer krebskranken Freundin in meinen Händen zu drehen begann. Ich habe erlebt, wie ein Streutumor in der Brust sich zusammenzuziehen begann und sehr klein wurde. Der Restknoten konnte mit einer kleinen Operation herausgenommen werden. Zuvor meinten die Ärzte, die ganze Brust müsse weg.

Gerade das Wesen des zweiten Reiki-Symboles SHK ist von so feingeistiger Schwingung und Transzendenz, dass es für mich mehr einem *„Klang"* als einer *„Form"* entspricht. Drehst du es um die Mittelachse, dann zeigt es sich symbolisch auch wie eine Glocke. Die Glocke ist der Symbolklang, mit dem Gott uns in seinen/ihren Tempelraum ruft . O. Univ.-Prof. Mag. Dr.Hans Sachs hat die Reiki-Symbole dreidimensional am Computer in seiner Variante generiert - ein Spiel, das zeigt, dass wir wohl keine Erfindung realisieren könnten, wenn sie in der kosmischen Ordnungsstruktur nicht bereits vorhanden wäre.

Artikel von O. Univ.-Prof. Mag. Dr. Hans Sachs über die dreidimensionalen Reiki-Symbole mit Abbildungen sind im Buch *„Friede sei mit mir, Lichtorden Erzengel Hanael im Dienste der Menschheit"* veröffentlicht.

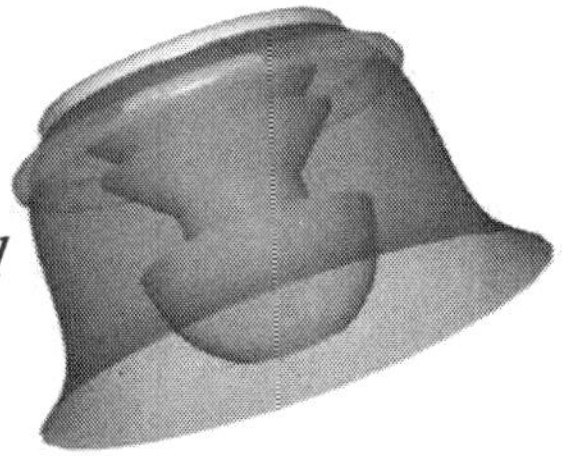

Du zeichnest das SHK-Symbol geistig in gewohnter Weise links beginnend ganz groß über das morphogenetische Feld und nennst dreimal das dazugehörige Mantra. Dann gibst du deinem geistigen SHK-Symbol den Impuls sich zu spiegeln. Mit einem weiteren Impuls bittest du nun das geistige, gespiegelte SHK-Symbol sich über die Mittelachse der Spiegelung zu drehen. Es kann auch sein, dass es zusätzlich wie eine Glocke zu schwingen beginnt. Beobachte, was geschieht. Es kann sich rechtsherum drehen oder linksherum oder es dreht sich abwechselnd links und rechts schwingend. Greife nicht ein, vertraue auf das, was geschieht! Durch diese Drehbewegung entsteht ein glockenartiger Schutzraum mit einem inneren *„Tempel"*, in dem alles, was ihn umfasst, sich in seiner ursprünglichen Klangbedeutung auszurichten beginnt.

Während ich diese Zeilen schreibe, werde ich von meinen Engeln und geistigen Führern gebeten, die Ordnungsstrukturen des 2. Reiki-Symbols noch genauer zu ergründen. Ich bekomme alle möglichen Anweisungen und befolge sie. Ich werde dahin gelenkt, das 2. Reiki-Symbol mit der Blume des Lebens, dem Würfel des Metatron und mit dem Herzschlag-Symbol des Lebens in Beziehung zu setzen.

biologisches SHK: 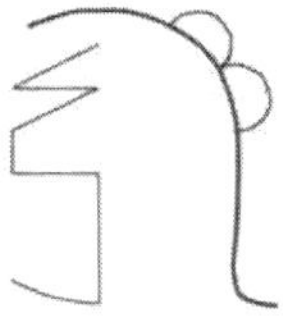 kosmisches SHK: 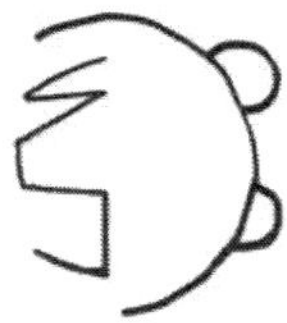

Wohl einerseits durch die geheime Überlieferung, andererseits aber auch durch die komplexen Ableitungsmöglichkeiten der Symbole aus Frucht und Herzschlag des Lebens, gibt es leicht abweichende Darstellungen der Reiki-Symbole. Die Engel sagen mir, dass das SHK-Symbol genau wie das CR- und das HS-Symbol die *„geheimen“* Schnittpunkte der heiligen Geometrie im Universum kennzeichnen. Ich bin neugierig und lasse mich führen. Ich beobachte bei mir selbst und bei anderen, dass sich die Symbole in Schwung und Linienführung mit zunehmender Praxis verändert haben. Ich füge das Symbol in die Frucht und den Herzschlag des Lebens ein. Und siehe da, es kann ja nicht anders sein, das SHK-Symbol aktiviert genau die Schnittlinien der Elipsenbahnen in den Herzschnittpunkten. Es stellt so eine wunderbare Schutzglocke dar. Ich lege das Gebilde über Leonardo da Vincis Studie. Eine vielschichtige Weisheit tritt zutage.

Die beiden hoch angesetzten Halbkreise des SHK-Symbols über dieser Studie legen mir den Gedanken nahe, dass gerade dieses Symbol die Herzenskraft aus der inneren Mitte des Menschen in seinen Lichthänden ins Wirken bringt: bewusste Handlungen, die dem Gesetz des Kosmos folgen und harmonische Lebensblumen hervorbringen. Ich liebe es, das SHK-Symbol in der Art über mir zu aktivieren, es dreht sich dann und hüllt mich ein. Ich kann natürlich andere Lebewesen, wenn sie es wollen, Pflanzen, Tiere Gegenstände, ja meine Projekte, Studien und Bücher, einfach alles derart mit dem SHK-Symbol aktivieren. Es gibt einen vollkommenen Schutz und berührt jedes Atom mit seinem feinen göttlichen Klang. Es erweckt Kreativität und Schönheit, es fördert Liebe und Mitgefühl. Es ist wunderschön und geheimnisvoll, was sich an Weisheit und Heilkraft offenbart.

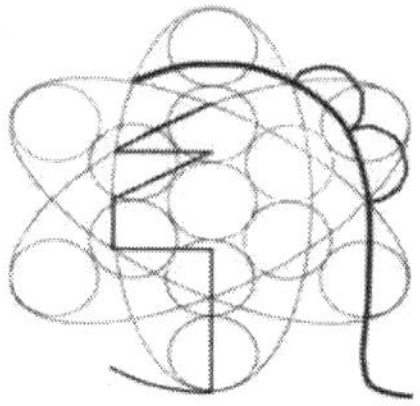

Kosmos, Mensch und SHK-Symbol

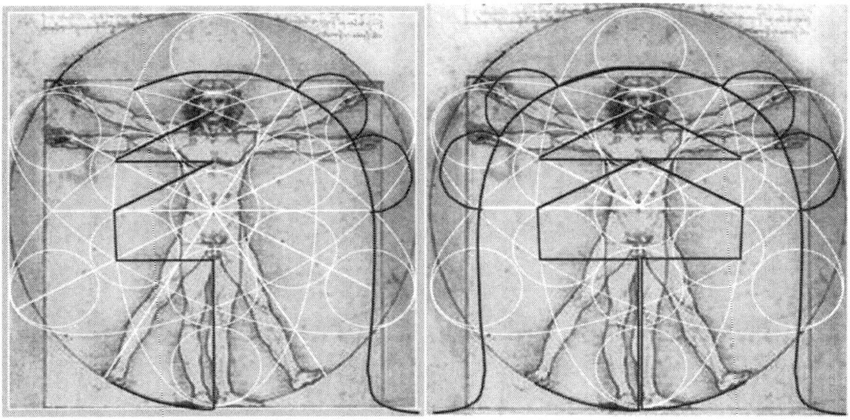

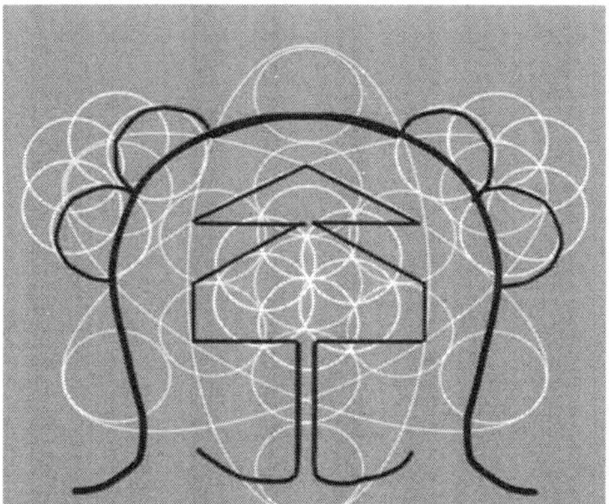

Mikrokosmos und Makrokosmos - vom Elektron bis zum

Atom, bis zum Menschen, bis zur Galaxie - bauen sich nach den gleichen Gesetzmäßigkeiten auf. Jede Form bildet sich aus dem Zusammenspiel von Struktur und Dynamik und dennoch hat jede Form eine individuelle Schwingung, die in einem ganz bestimmten Verhältnis zur kosmischen Einheit steht.

Beim biologischen SHK ist der Außenbogen nach außen geschwungen, die Halbkreise sind rechts oben aneinanderstoßend und im Innenteil ist der auslaufende Schwung an den *„1.Spiralbogen des CR-Symbols"* angeschmiegt. Nun will ich die *„kosmische"* Variante des SHK-Symbols ergründen. Ich meditiere, dann zeichne und spiele ich stundenlang herum. Plötzlich kommt der Erkenntnisblitz! **Das zweite Reiki-Symbol SHK entwickelt sich aus dem ersten Reiki-Symbol CR heraus!** Es ist so logisch! Es ist das, was wir in der Anwendung spüren. Das SHK kommt aus der Tiefe, es geht hinein in die verborgenen Zusammenhänge unseres Seins! Das SHK-Symbol aktiviert auf geheimnisvolle Art und Weise beide Schwingungsrichtungen im CR, es aktiviert die Punkte da, wo die CR-Spiralen sich kreuzen und es aktiviert (wenn man es spiegelt) alle Herzschnittpunkte. Es ist fantastisch! Es zeigt mir, dass in der innenliegenden zackigen Linienführung, die beiden zuvor waagrecht gezeichneten Linien, nicht waagrecht sind. Sie berühren nämlich die CR-Schnittpunkte. Ich habe bei mir selbst beobachtet, dass ich immer wieder automatisch Nachbesserungen in der Linienführung der Symbole erlebte, wenn die Engel meine Hände führten. Meine intuitiven Symbolanwendungen gingen mehr und mehr in Richtung heilige Geometrie, wie mir jetzt bewusst wird. Die Engel sagen mir, wenn wir die genaue kosmische Form der Reiki-Symbole kennen, dann können wir daraus alle heiligen geometrischen Formen ableiten und die ganze Lichtkörper-Spirale (Merkaba), wie viele andere Geheimnisse, entschlüsseln. Da bin ich wirklich neugierig. Nun möchte ich das Wunder der Symbole weiter ergründen und mache mich an die Arbeit. Die Engel sagen, ich soll dir Bilder liefern, die dich inspirieren - das wäre besser als verstandesmäßige Analyse, denn Zerlegung bringt Einzelteile, die nur Bruchstücke der gesamten Wahrheit sind; Einzelteile, mit denen die Menschen sich dann herumplagen. Inspirierende Bilder, Klänge und Symbole hingegen fügen Einzelteile zum Ganzen zusammen - so erahnst, siehst, hörst und fühlst du die Einheit und Harmonie der ganzen Wahrheit. Ich zeige dir daher einige Studien. Schau sie bitte mit deinem Herzen an und sei bereit intuitiv die kosmische Wahrheit aufzunehmen. Beobachte, lasse dich durch die Bilder einfach inspirieren. Du wirst genau das erkennen, was JETZT in dein Weltbild passt. Nimmst du das Buch in einigen Monaten wieder in die Hand, wirst du andere Zusammenhänge erfassen.

SHK-Entwicklung aus dem CR - mit beiden Drehrichtungen
über Blume und Herzschlag des Lebens

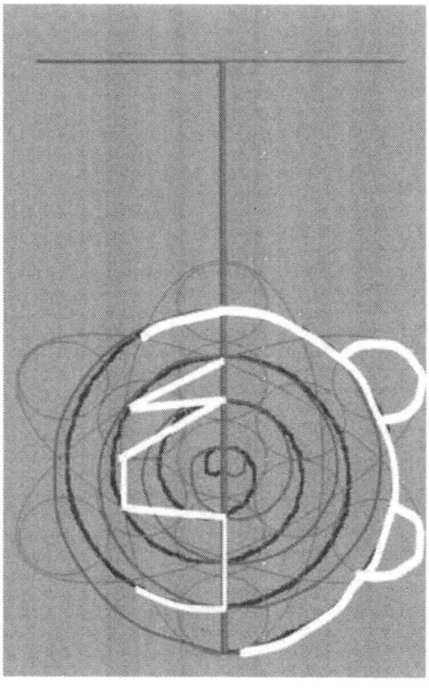

Studie Leonardo CR-Symbol mit SHK-Symbol,
hier horizontal und vertikal gespiegelt

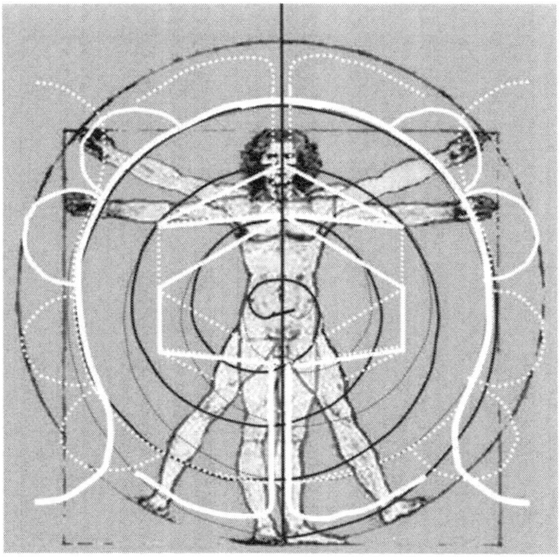

Man sieht an dieser Studie der vierfachen Spiegelung gut, warum sich in der Überlieferung verschiedene Ansatzpunkte für die beiden Halbkreise des SHK-Symbols weiterverbreitet haben. Bedenkt man, dass die Komplementärschwingung immer automatisch als kosmisches Prinzip miterzeugt wird, wenn wir ein Symbol aktivieren, dann sehen wir, dass alle Ansatzpunkte der mir bekannten SHK-Symbol-Varianten an sich stimmen, da sie kosmischen Ursprungs sind. Man sieht auch durch die vertikale Spiegelung, warum es zwei Möglichkeiten für den auslaufenden Schwung der zackigen Innenlinie gibt - so wie es gebraucht wird, wird einmal der äußere CR-Spiralkreis aktiviert und ein andermal der mittlere. Du musst bedenken, dass die Weisheit der heiligen Geometrie immer und überall zugegen ist - in den kleinsten und größten Bausteinen des Universums, vom Atom bis zu den Galaxien. Mit den Reiki-Symbolen aktivieren wir mit Hilfe der Engel die Schönheit und die ursprüngliche Harmonie, die allem zueigen ist.

Studie Leonardo SHK-Symbol horizontal gespiegelt
in Blume und Herzschlag des Lebens

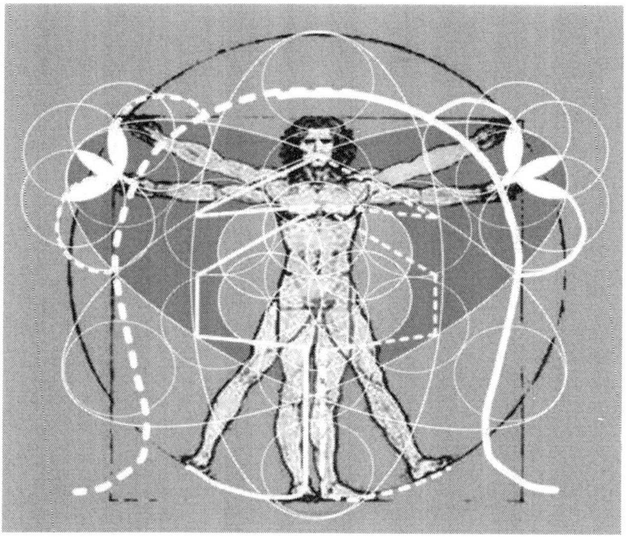

Die hoch angesetzten Halbkreise des SHK-Symbols symbolisieren die bewusste Handlungsmöglichkeit des Menschen, der selbst die Blume des Lebens erschafft, in vollkommener Harmonie zur eigenen Mitte und zum gesamten Universum. Wir können, wenn wir in Liebe ehrlichen Herzens handeln, alles erreichen, was uns kosmisch zusteht! Wann immer wir mit den Reiki-Symbolen arbeiten, das Universum versteht unsere Absicht und übernimmt die Schwingung. Mit jeder liebevollen Reiki-Symbolaktivierung wird die ursprüngliche Harmonie im Universum gestärkt - in jedem Atom, in jedem Molekül, in jeder Zelle, in jedem Organ, in jedem Organismus, in allen organischen Stoffen und in jeder Bauzelle unseres Umfeldes - vom Computerchip bis zum Wolkenkratzer. Die Bedeutung, die die Reiki-Symbole haben, wenn wir sie mit all den anderen heiligen geometrischen Körpern in Verbindung bringen, ist unglaublich vielschichtig und interessant. Doch auch wenn du nichts von der heiligen Kosmologie verstehst, aber reinen Herzens und im Vertrauen mit den Reiki-Symbolen arbeitest, sie nur als Anrufungsschlüssel benutzt, entfalten sie ihre große Heilkraft.

Was wir bei der Anwendung der Reiki-Symbole an Kraft und Weisheit spüren, können wir im Zusammenhang mit der heiligen Geometrie und den kosmologischen Gesetzen auch analytisch erforschen, berechnen und konstruieren und so das Wissen für neue Erfindungen technischer oder elektronischer Art heranziehen. Wir sind am Anfang! Ich konnte dieses Wunder *„Reiki"* in meiner nun mehr als dreizehnjährigen Reiki-Arbeit fühlen, nun aber kann ich dieses Wunder auch sehen und den Rhythmus der heiligen Geometrie erkennen und sogar erklären. Ich kann dieses Wunder in mein Sein aufnehmen. Ich bin sehr begeistert von der Schönheit und der vollkommenen Harmonie des göttlichen Plans. In großer Dankbarkeit, Freude und Demut verneige ich mich tief vor der Intelligenz und Liebe der Reiki-Weisheit, die menschliches Denken weit übersteigt. Was ich immer ahnte, es zeigt sich uns mehr und mehr, wenn wir mit offenem Herzen und in Achtsamkeit und mit Aufmerksamkeit unser Leben wahrnehmen. Allem Sein, allem Leben, allen Formen liegt eine vollkommene kosmische Ordnung und Gesetzmäßigkeit zu Grunde. Die Symbole wirken, auch wenn wir wenig Ahnung davon haben, welch rhythmisches Weisheitswunder ihnen innewohnt. Sie wirken aus der Kraft unseres Vertrauens heraus, wenn wir sie reinen Herzens anwenden. Sie haben die Intelligenz, alles, was in Unordnung geraten ist, hier auf Erden wieder zurückzuführen in die göttliche Ordnung der Harmonie. Die Symbole dienen der Harmonie, der Gesundheit, dem Frieden und der Liebe.

Ich mache mich voll Spannung und Freude daran, das 3. Reiki-Symbol HS aus dem 1. und 2. Reiki-Symbol abzuleiten. Nun weiß ich es mit Gewissheit, dass es sich daraus ableitet. Das HS-Symbol ist der *„Schlüssel für Raum und Zeit"*, es hat die Kraft, kleinste wie größte Entfernungen und Dimensionen zu überbrücken und es hat die Intelligenz, die verschiedenen Dimensionen exakt miteinander zu verbinden. Um die verschiedenen Dimensionsebenen des HS-Symbols veranschaulichen zu können, wähle ich zwei Einheiten der Frucht des Lebens, die nicht einfach linear aneinandergereiht werden, sondern sich immer im Übergang zur nächsten Ebene und Einheit überlagern. Wieder lasse ich mich von den Engeln führen und sie sagen mir, dass sich **das HS-Symbol aus zwei spiegelbildlich vereinten CR- und SHK-Symbolen** entwickelt, natürlich wieder auf der Grundlage der heiligen Geometrie der Frucht und des Herzschlags des Lebens.

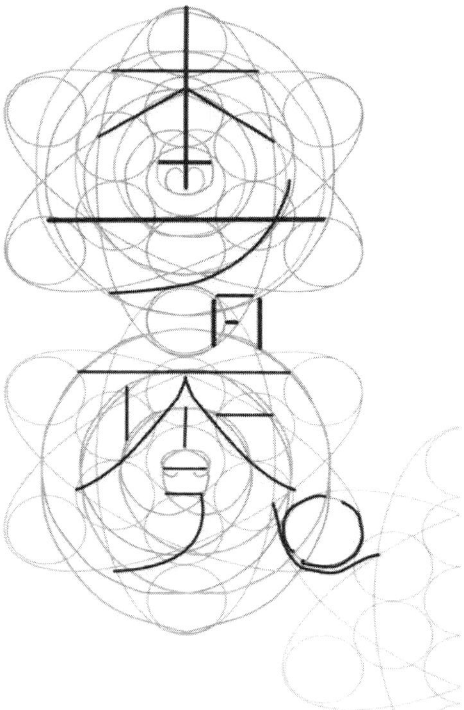

Du siehst hier die obere Einheit mit der CR-Spirale gespiegelt eingezeichnet, also auf den Kopf gestellt, dies um zu symbolisieren, dass die Verbindung in einer Drehung erfolgt, falls es sich um eine Verbindung zur nächsten Dimension handelt. Nun zeichne ich das SHK-Symbol ein und bin wieder restlos begeistert von der Genauigkeit, mit der die Schnittpunkte sich gegenseitig exakt definieren. Es ist wunderbar! Ich erkenne auch, dass ich um das HS-Symbol kosmisch korrekt darzustellen, zwei kleine Änderungen machen muss. In der Mitte der ersten Einheit und der kleine senkrechte Strich links in der zweiten Einheit definieren sich mit anderen Schnittpunkten, wie das SHK-Symbol es jetzt zeigt. Es folgt alles vollkommener Genauigkeit, ohne die geringste Abweichung. Freilich kann ich es nicht so genau mit meinem einfachen technischen Programm darstellen, wie es in Wirklichkeit ist.

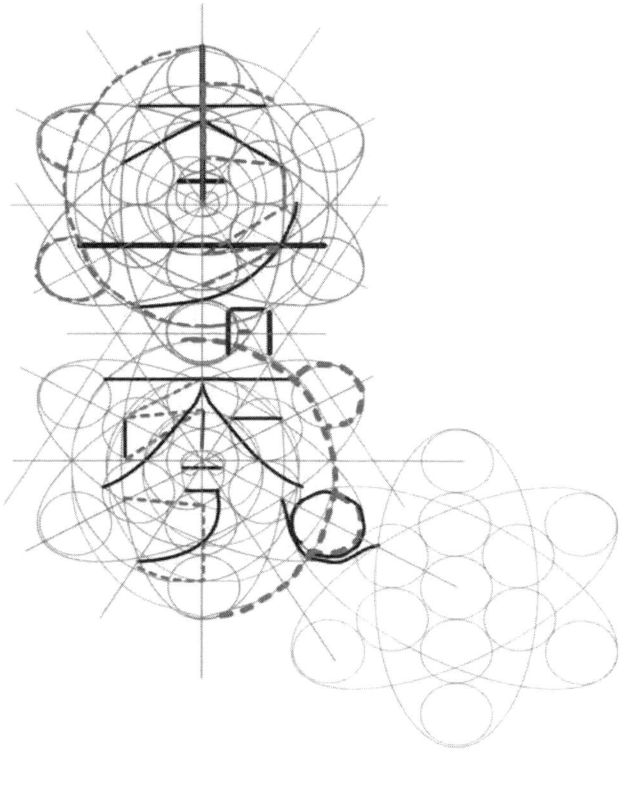

Vielleicht denkst du jetzt, „mein Gott, so genau kann ich das nie mit meinen Händen frei zeichnen und visualisieren!" - aber das brauchst du auch nicht. Die Engel sagen mir, wir könnten niemals so genau arbeiten, damit es vollkommen dem kosmischen Plan entspricht. Erzengel Hanael bittet mich hier diese wörtliche Durchsage niederzuschreiben:

„Die sanfteste Substanz der Hand durchdringt die härteste Substanz jeder Form. Das, was formlos ist, dringt ein in das, was keine Öffnung hat. Das, was verloren scheint ohne Körper, fügt sich zur göttlichen lebendigen Lebensstruktur.
Die drei Reiki-Symbole CR-SHK-HS sind eigentlich EINS -
sie sind EIN-SYMBOL der höchsten Ebene Gottes,
der Schlüssel zu Mikrokosmos und Makrokosmos
schwingt in ihrer Weisheit."

Erzengel Hanael bittet mich nun in meinen eigenen Worten zu erklären, dass jede überlieferte Form der reinen Herzens angewendeten Reiki-Symbole, die in Reiki eingeweihte Menschen heute benutzen, von der kosmischen Intelligenz sofort erkannt und von den Engeln automatisch in die ursprüngliche vollkommene kosmische Form übertragen werden. Ohne die Hilfe der Engel wäre die Reiki-Anwendung nur die halbe Kraft. Hanael bittet uns aber auch, dass wir die heilige Kosmologie, die heilige Mathematik und die heilige Geometrie wenigstens ansatzweise studieren, damit wir präziser und bewusster mit den Reiki-Symbolen arbeiten können. Ich verstehe, dass der Spruch Gottes, den die Bibel überliefert, *„Macht euch die Erde untertan"* nichts anderes bedeutet, als den Aufruf zu lernen, damit wir die gleiche Freude, Begeisterung und Kreativität entwickeln, wie die Cosimel Engel, die dem Erzengel Cosmiel zur Seite stehen, wenn er den Plan für weitere Dimensionen entwirft. Es ist alles ein Wunder an Einheit, Schönheit, Rhythmus, Klang, Duft und Farben ... ein Wunder an Harmonie und Liebe, aus dem der Weltenraum und Gott selbst sich formt. Zum Abschluss dieses Kapitels zeige ich euch noch zwei der edelsten Kunstwerke, die Michelangelo di Lodovico Buonarroti Simoni der Welt geschenkt hat in ihrer Beziehung zu den Reiki-Symbolen. Die Pieta aus Marmor in St. Peter in Rom und die Marmorskulptur Madonna von Brügge. Die Fotos sind aus Privatbesitz.

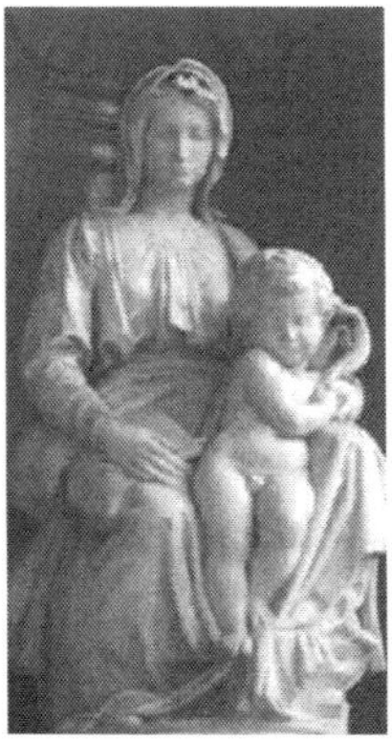

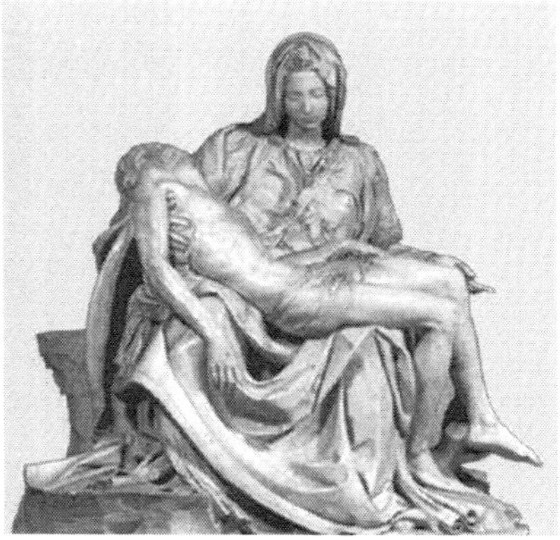

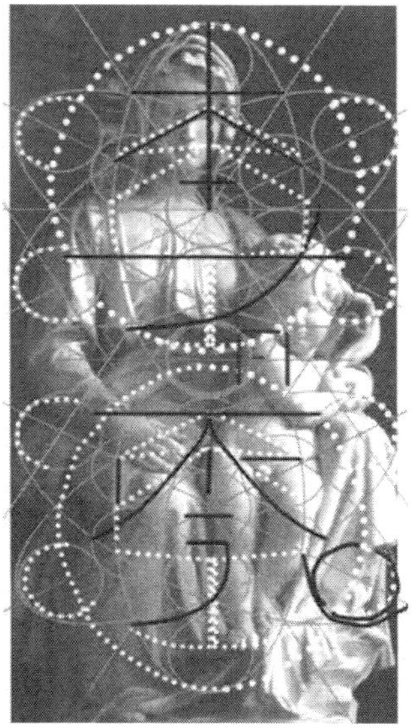

Das Bild der Madonna von Brügge zeigt, wie Maria als himmlische Mutter das Kind Jesus über ihren Schoß aus der himmlischen Dimension in die irdische gleiten lässt. Ihr Blick ist wie der Blick des Kindes nach innen gerichtet, ihr Antlitz spiegelt Zeitlosigkeit und die Gleichgültigkeit (= gleiche Gültigkeit) zwischen himmlischer und irdischer Dimension wider. Das HS-Symbol zeigt den Abstieg der himmlischen Energie über die linke Gesichtshälfte Marias und über ihr Herz. Der Kopf des Kindes ist aufgerichtet und berührt die himmlische Herzebene, die Augen sind nach innen gerichtet, der Gesichtsausdruck spiegelt ebenso Gleichgültigkeit (= gleiche Gültigkeit) zwischen himmlischer und irdischer Dimension wider, wie im Gesicht der Mutter. Die Blickrichtung ist dem irdischen Zentrum zugeneigt, obwohl die Augen noch im Himmelskreis ruhen. Die Hände suchen Halt am Oberschenkel und in der Hand der Mutter - der vollkommene Abstieg in die Endlichkeit erfolgt beschützt. Zur Überwindung der Welten lässt Maria das Kind sanft aus ihrem Schoße gleiten und zwischen ihren Beinen findet das Jesuskind seinen Erdenstandpunkt in der Fußlinie des SHK-Symbols. Maria verkörpert hier zwei Dimensionen, die himmlische Dimension der göttlichen Dynamik des Gebens, Gebärens und Ernährens und die irdische Dimension der Struktur und Halt gebenden und schützenden Erdenmutter. Das zweite Symbol SHK, hier aufrecht und gespiegelt eingesetzt, beschreibt die beiden Dimensionskreise der Frucht des Lebens, Himmel und Erde und bildet die inneren Licht- und Klang-Tempel. Maria und das Jesuskind sehen und wissen beide um ihre Berufung und ihr Schicksal. Beide haben ihr Schicksal in dienender Bereitschaft angenommen. Der Schoß Marias symbolisiert den Erdenkreis und den irdischen Tempel. Das *„weltliche Kreuz“*, noch unsichtbar, wird vom rechten Bein Marias und vom rechten Bein des Kindes stützend gehalten, wobei die Füße von Jesus in der Fußlinie des SHK-Symbols liegen. Das HS-Symbol zeigt die Überwindung der Endlichkeit durch die Aufstiegsmöglichkeit an. Das linke Bein des Jesuskindes ist spielerisch abgewinkelt, über dem linken Fuß Marias wird die Verbindung zur nächsten Einheit über das HS-Symbol hergestellt.

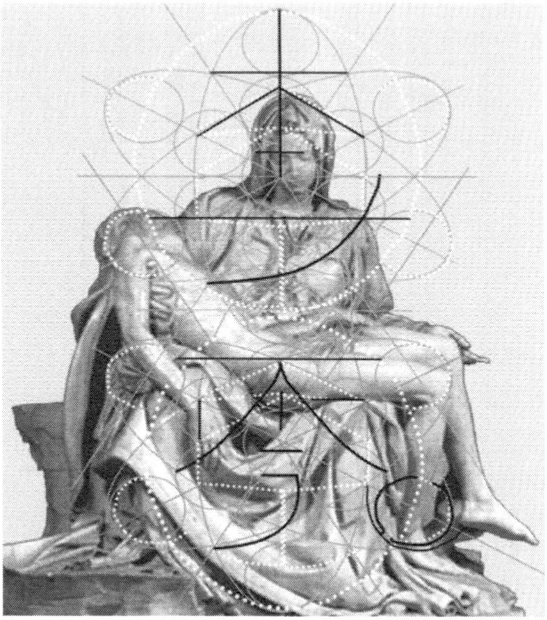

Nun lass uns die wunderschöne Marmorskulptur der Pieta betrachten. Maria wieder mit Blick nach innen gerichtet in ihrem Antlitz Zeitlosigkeit und die Gleichgültigkeit (= gleiche Gültigkeit) zwischen himmlischer und irdischer Dimension widerspiegelnd. Sie ist es, die Jesus jetzt, da er sein Werk vollbracht hat, aus der irdischen Dimension in die himmlische Dimension hochzieht. Das HS-Symbol im irdischen Kreis, der wieder durch den Schoß Marias sich zeigt, symbolisiert den Aufstieg. Das HS-Symbol hat sowohl absteigende als auch aufsteigende und Zeit und Raum überwindende Kraft. Mit Hilfe seiner Mutter erlebt Jesus die Geburt vom Diesseits in die himmlische Welt, in die Erlösung und Auferstehung. Auch hier zeigt sich uns Maria ohne Emotionalität in erleuchteter Gelassenheit und Schönheit als himmlische Mutter. Der Ansatzpunkt, der hochziehenden Kraft des HS-Symbols und des himmlischen Tempels, der durch das SHK-Symbol sich bildet, ist hier höher, sodass Marias Wange das Zentrum berührt und die hinaufziehende Kraft geht über die rechte Gesichtshälfte Marias. Der Kopf von Jesus liegt rechts, die Blickrichtung ist dem Himmel zugewandt. Die Fußschale des himmlischen Tempels liegt wieder über Marias Brust. Der Körper ihres *„noch leblos erscheinenden Sohnes"* ist bereits in den oberen Teil des irdischen Kreises und Tempels hochgehoben, doch die Dimensionsebenen sind noch nicht überbrückt. Der Kopf tritt aber bereits in den himmlischen Kreis ein.

Bitte versuche zu verstehen, dass gerade diese beiden Skulpturen eine sehr schöne Betrachtung ermöglichen, über das geheimnisvolle Wirken der Reiki-Symbole, die die verschiedenen Dimensionen unseres Lebens berühren. Studiere selbst die Symbolik, suche die Essenz der Wahrheit, weniger mit analytischem Verstand, sondern vielmehr mit offenem Herzen. Freilich, du könntest die Reiki-Symbole, die Frucht des Lebens und den Herzschlag des Lebens auch anders - größer, kleiner, gedreht, gespiegelt - darüberlegen, wie du ja immer die freie Wahl hast bei der Aktivierung und Anwendung der Reiki-Symbole und der Symbole generell. Doch wie auch immer du sie anwendest, sie haben die Kraft die verschiedenen *„Ebenen"* und *„Dimensionen"* zu aktivieren und harmonisch zu verbinden. Hier noch eine Studie, in der die Dimensionen des Reiki-HS-Symbols in eine Einheit gelegt sind. SHK-Symbol und CR-Symbol sind gespiegelt, um die Ganzheitlichkeit zu zeigen: ein Schritt zur mehrdimensionalen Symbolerfassung.

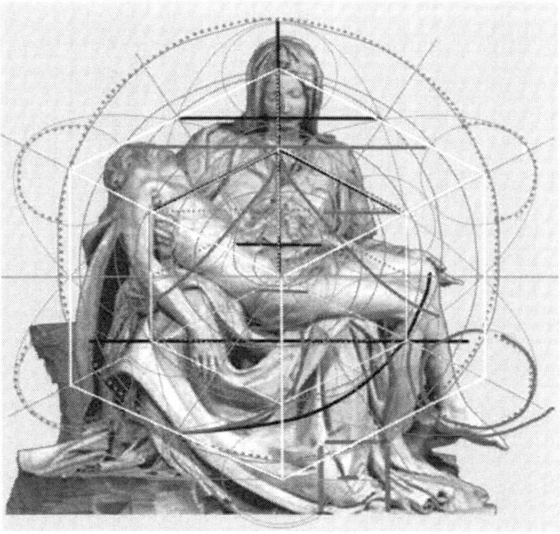

Nun zeige ich dir die Reiki-Symbole in Verbindung mit allen platonischen Festkörpern in der Ursprungsdimensionsebene vereint.

Abbildung 1

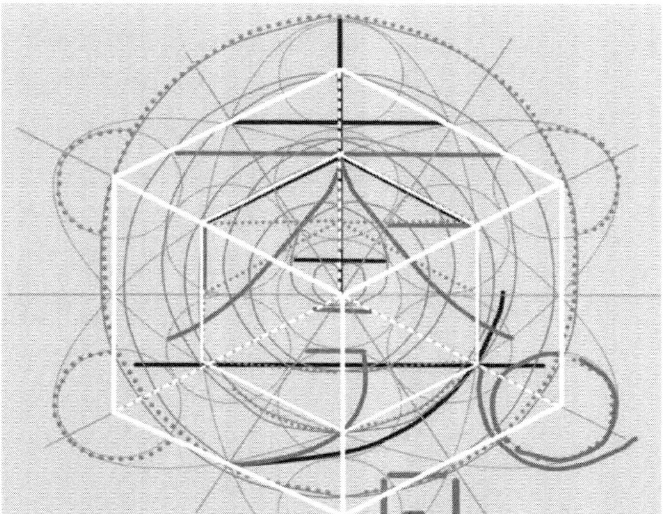

Abbildung 2

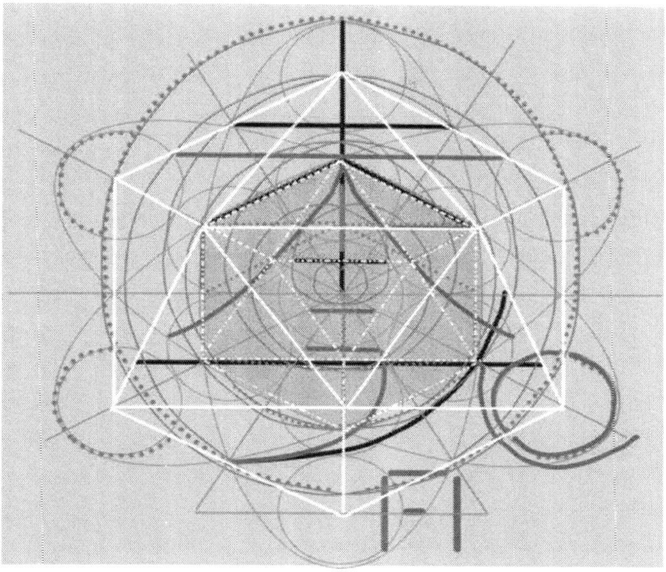

Abbildung 3

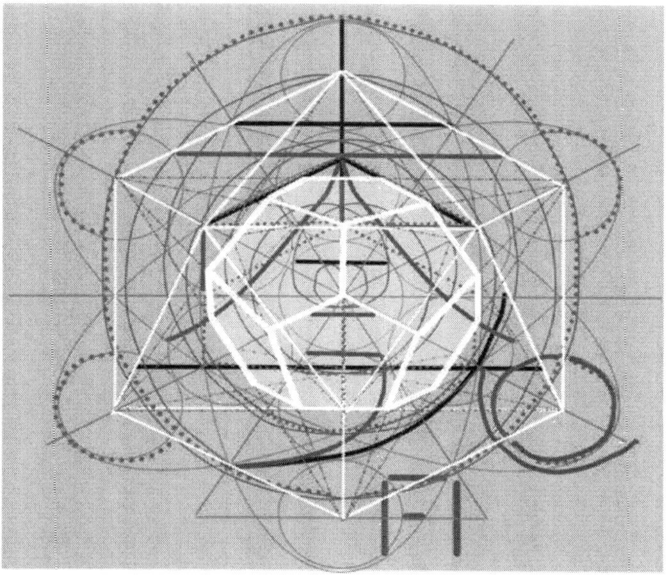

Abbildung 4

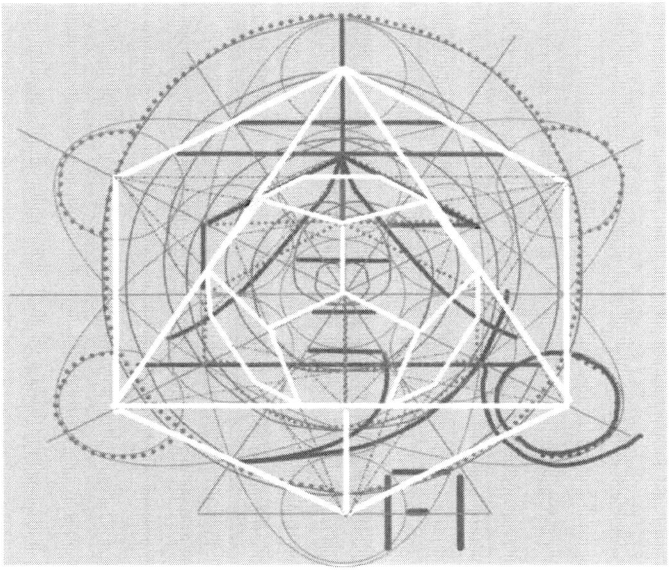

Abbildung 5

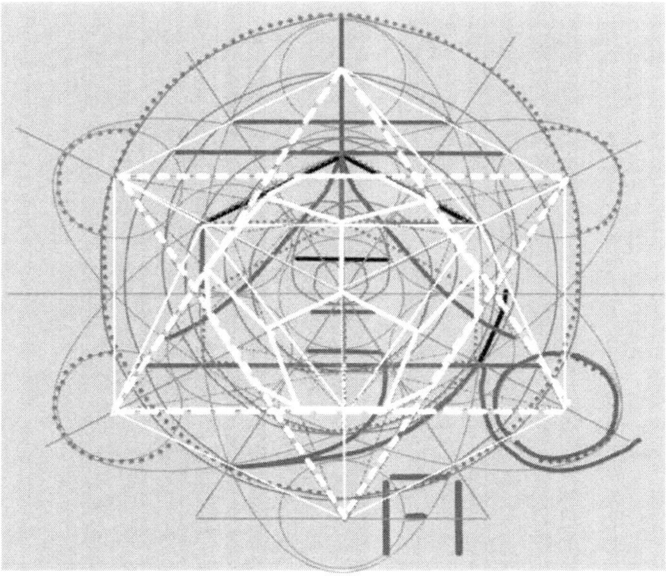

Abbildung 1: Alle drei Reiki-Symbole (CR und SHK gespiegelt, HS in einer Ebene) im Würfel des Metatron mit Innenwürfel.

Abbildung 2: Alle drei Reiki-Symbole (CR und SHK gespiegelt, HS in einer Ebene) im Würfel des Metatron mit Ikosaeder und Innenikosaeder.

Abbildung 3: Alle drei Reiki-Symbole (CR und SHK gespiegelt, HS in einer Ebene) im Würfel des Metatron mit Ikosaeder und innenliegendem Dodekaeder.

Abbildung 4: Alle drei Reiki-Symbole (CR und SHK gespiegelt, HS in einer Ebene) im Würfel des Metatron mit Oktaeder, Ikosaeder und innenliegendem Dodekaeder.

Abbildung 5: Alle drei Reiki-Symbole (CR und SHK gespiegelt, HS in einer Ebene) im Würfel des Metatron mit Stern-Tetraeder, Oktaeder, Ikosaeder und innenliegendem Dodekaeder.

Die Engel sagen mir, wir sollen es selbst ausprobieren und unserer Intuition folgen, dann wird unser Geist das, was wir jetzt als höchstes Ideal und als höchste Weisheit bereits erahnen, mit Gewissheit erfassen und begreifen können. Dann wird auch unser Verstand der segenbringenden Spur folgen können und wir werden Erfolg erleben in unseren bewussten Handlungen der höchsten Ethik. Ideale zu erfassen und zu begreifen verbindet uns tief mit dem Geheimnis des Licht-Managements.

Manum agere, lass dich hochziehen und führen von den himmlischen Händen Gott-Vaters und Gott-Mutter und Jesus Christus im Kreise all der erleuchteten Brüder und Schwestern des Reiki-Lichtes.

Management der verschiedenen Ebenen

Vorangestelltes hat gezeigt, dass der Begriff *„Ebene“* zwar nicht immer als geometrischer Begriff zu sehen ist, dennoch alles aus dem Ursprung der heiligen Geometrie kommt. Als Ebenen bezeichnen wir in der Kosmologie voneinader verschiedene morphische und energetische Felder und Dimensionen. Es gibt viele Ebenen unseres Daseins: die körperliche Ebene mit der innewohnenden physikalischen Ebene, der chemischen Ebene, der energetischen Ebene usw. Es gibt verschiedene Ebenen in unseren Denkprozessen, Bewusstes und Unbewusstes, es gibt verschiedene Ebenen unserer Gefühle, beherrschte Gefühle, verdrängte Gefühle, unkontrollierte Gefühle usw. Auch im Bereich des Wirtschaftsmanagements gibt es verschiedene Ebenen und Bereiche, z.B. den Planungsbereich, den Kalkulationsbereich, den Produktionsbereich, die Chef-Ebene, die Mitarbeiter-Bereiche, den Bereich der Werbung, der Vermarktung, der Buchhaltung usw. Wir wissen, wenn wir in eine Ebene eingreifen, dann hat das auch auf alle anderen Ebenen eine Auswirkung. Greifen wir in die Planung ein, verändert sich auch die Produktion.

Dann gibt es noch die unsichtbaren energetischen Strukturen, die jedes Unternehmen, jedes Haus, jede Produktionsstätte umgeben: die Aura der Firma, die Aura des Geschäftes, die Aura des Produktes, die Aura der Schule, des Kindergartens, die Aura der Stadt, die Aura des Landes, die Aura der Erde. Alles hat eine energetische Ausstrahlung. Mit Kirlianfotografie kannst du das sichtbar machen und mit Reiki lernst du es zu spüren. Wenn ich ein Buch in die Hand nehme, dann fühle ich seine Schwingung. *Es zieht mich an oder es lässt mich kalt*, sagen wir dann.

Sehr komplex sind die Zusammenhänge in den feinstofflichen Ebenen unseres Seins. Betrachten wir den Aurakörper eines Lebewesens, so sehen wir mehrere Ebenen unseres Seins. Ich habe in meinem Buch „Intuitives Reiki - der Meistergrad" verschiedene Licht-Körperebenen beschrieben:

Ätherische Körper
(unterer ätherischer Aspekt) - Aura
Emotionaler Körper
(unterer emotionaler Aspekt) - Aura
Mentaler Körper
(unterer mentaler Aspekt) - Aura
Astraler Körper
1. Seelenebene
Ätherischer Negativkörper
(physischer Aspekt) - 2. Seelenebene
Himmlischer Körper
(höherer emotionaler Aspekt)- 3. Seelenebene
Ketherischer Körper
(höherer mentaler Aspekt) - 4. Seelenebene/Geist
Seelenstern - Höheres Selbst
Weltenseele - Christuslichtebene
Überseele - Gottaspekte
Quelle - Gott

Diese verschiedenen Ebenen finden wir natürlich auch bei allen anderen Formen im Universum wieder. Jeder Baum hat seine Aura, auch jedes Haus und jedes Geschäft und ich gehe noch weiter und sage, jeder Baum, jedes Haus, jedes Geschäft hat auch *seine*

Bewusstheit. Jeder Stein hat seinen Geist. Jede Zelle hat auch ihre eigene Bewusstheit. Sie muss *wissen,* dass sie eine Hautzelle, Leberzelle, Knochenzelle usw. ist um richtig zu funktionieren. *Vergisst* die Hautzelle, dass sie eine Hautzelle ist und beginnt unkontrolliert zu wuchern, dann diagnostizieren wir womöglich Krebs. Erster Ansatzpunkt zur Heilung ist daher in den höheren ätherischen Körperebenen anzusetzen, dem emotionalen Aurakörper und dem mentalen Aurakörper beispielsweise. Das tun wir mit Reiki, damit der gesamte Organismus harmonisiert wird und die Hautzelle sich wieder daran erinnern kann, wer sie ist. Hat sich die Schwingung stabilisiert, so wird die kranke Hautzelle zu wuchern aufhören und neue gesunde Hautzellen können sich bilden. Der Ansatz zur Heilung ist nicht Kampf gegen den eigenen Körper und seine Zellen, sondern Korrektur durch Bewusstheit und Liebe.

So ist es auch mit Geschäften, Firmen, Arbeitsplätzen und Produktionsbereichen. Alle Formen unserer Wirschaft setzen sich aus verschiedenen Zellen zusammen und ergeben *Körperschaften,* das ist der alte Ausdruck für Firma. Er macht uns wieder bewusst, dass jedes Geschäft, jede Zelle aus lebenden Körpern, Menschen, Tieren und Pflanzen besteht. Im Lexikon wird Körperschaft als Korporation bezeichnet, die eine rechtsfähige Vereinigung von Personen zu einem gemeinsamen Zweck ermöglicht. Der gemeinsame Zweck kann privater, geschäftlicher oder öffentlicher Natur sein. Zellen also. Kleinste private Zelle ist die Familie, kleinste geschäftliche Zelle der *Ein-Mann/Frau-Betrieb*, kleine öffentliche Zelle ist beispielsweise die *Gemeinde.* Große private Zellen sind beispielsweise die *Sippe* oder die *Hausgemeinschaft.* Große geschäftliche Zellen sind eben Firmen, Unternehmen, Geschäfte, Konzerne usw. Große öffentliche Zellen sind politische Parteien, Clubs und tragende rechtliche Strukturen wie die Justiz, die Verwaltung und viele andere Behörden und Einrichtungen.

Wenn du genauer hinsiehst, dann bilden diese Körperschaften Kreise, die einander überschneiden. Hier beginnt die Wertigkeit, die Wertschätzung, die wir den einzelnen *Körperschaften* zugestehen. Diese Wertigkeit entscheidet über Glück und Freiheit in jeder Familie, in jeder Gemeinschaft, in jedem Geschäft. Sind die Wertigkeiten ungerecht verteilt, so werden über kurz oder lang alle Zellen krank. Das ist das, was wir erleben. Im gleichen Maße wie die größten Zellen rücksichtslos wuchern, wuchern auch die kleinsten Zellen in unseren Körpern: Krebs in den Konzernen, die die Natur und den einzelnen Menschen ausrauben. Manager und Machthaber, die Millionen abschöpfen, während die Menschen, die in ihrem Konzern vom Facharbeiter bis zur Putzfrau den Profit erwirtschaften, betreiben Sklavenhaltung und verursachen damit Krebs.

Wenn die Information *„Jetzt ist Raubbau angesagt"* im morphogenetischen Feld sich in den großen Strukturen auszubreiten beginnt, dann reagiert nach dem kosmischen Gesetz der Entsprechung (Hermes Trismegistos findest du in meinem Buch *„Das 1x1 der Kosmologie - Anleitung zum Glücklichsein"*) auch der Mikrokosmos - also die kleinen Zellen in unseren Körpern. Auch sie beginnen mit dem wuchernden Raubbau - Krebs - eine spiegelbildliche Antwort auf einen äußeren Missstand. Krebs ist die Krankheit Nummer eins in Industrieländern. Aber lass uns nicht das Übel betrachten, sondern lass uns gleich den Blick auf die Lösung richten.

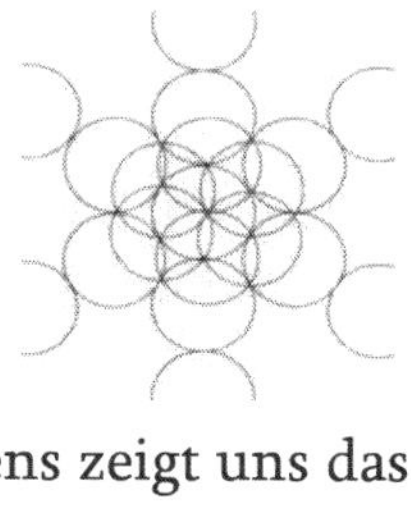

Die Blume des Lebens zeigt uns das harmonische kosmische

Gesetz für harmonische, schöne und gesunde Zell-Verbindungen. Das Geheimnis ist ganz einfach, **jeder Zelle steht ein gleich großer Wert** zu. Nicht das Große, die Firma, der Konzern, der Staat, Europa ist mehr wert als das Kleine, der einzelne Mitarbeiter, die Familie, der einzelne Mensch, das einzelne Land, das einzelne lebende Produkt. Das Leben eines Menschen ist gleich viel wert wie das Leben vieler Menschen. Bedenken wir auch, alle Produkte, die wir erzeugen, werden durch **menschliche Arbeit** erzeugt - denn auch Computer, Traktoren und Maschinen werden von Menschen gefertigt und bedient. Alle Produkte, die wir erzeugen, haben lebendigen Ursprung, sind **lebendige Produkte**. Egal ob natürlich oder chemisch, sie gehen ausnahmslos auf Grundstoffe des lebendigen Organismus Erde zurück. Den Tieren, den Pflanzen, den Elementen Feuer, Wasser, Luft und Erde steht in der kosmischen Ordnung der gleiche Wert zu wie einer Firma, einer Regierung oder sonst einer großen Körperschaft. Der Familie steht der gleiche Wert zu wie dem Geschäft. Opfern wir einen Wert für einen anderen, wird der Wert der Familie, der Wert individueller Freiheit, der Wert der Tiere, der Regenwälder beispielsweise geopfert, um in der Wirtschaft konkurrenzfähig zu sein am globalen Markt und Profite zu erwirtschaften, dann bricht das ganze Zellgefüge über kurz oder lang zusammen. Wie Dominosteine purzeln die größten Zellen und reißen die kleinen mit, aber auch umgekehrt.

Findet der einzelne Mensch seinen Stellen-Wert in einer Gemeinschaft nicht mehr, dann hat er keine Motivation, keine Verantwortung und keinen kreativen Elan. Findet er seinen Stellen-Wert nicht mehr, wird er leicht krank. Das spüren die großen Konzerne bereits sehr, denn ihre Mitarbeiter sind zunehmend unzuverlässig oder krank. Noch werden diese einfach ausgetauscht und in die Arbeitslosigkeit verschoben - aber auch fähige und verantwortungsbewusste Menschen fallen durch diesen Rost, denn ist der Virus bereits weiter ins Management vorgedrungen, können Betriebsleiter und Chefs nicht einmal mehr den Wert der Leistung einzelner Mitarbeiter erkennen.

Was tun? Das fragen sich viele Menschen und fühlen sich ohnmächtig - ohne Macht - da sie glauben, die Großen, die Manager, die Politiker, die Konzerne, die Finanzstrategen, die Ölmultis, die Terroristen, die Fanatischen - kurz und gut DIE ANDEREN hätten ihnen die Macht weggenommen. Aber Macht kann man ebensowenig jemandem wegnehmen wie Liebe. Es ist nur ein zwischenmenschliches Spiel, denn bestenfalls (natürlich schlechtestenfalls) kann man jemandem einreden, er sei machtlos, chancenlos und müsse das tun, was ihm befohlen wird. So funktionieren Heere: Arbeiter-Heere in Fabriken, Soldaten-Heere auf Schlachtfeldern, Mütter-Heere, die immer alle Schuld auf sich nehmen, Arbeitslosen-Heere, Konsumenten-Heere, usw. Das sind Mitläufer, die auf den Unsinn der gerade gültigen gesellschaftlichen Propaganda - die starke morphogenetische Felder gebildet hat - hineinfallen. Das funktioniert nur, wenn Menschen ein schlechtes Selbstwertgefühl oder Angst haben.

Intuitives Reiki Licht-Management setzt in den kleinsten Zellen an, im mikrokosmischen Bereich unserer Atome. Reiki - und besonders die Arbeit mit den Reiki-Symbolen, setzt in den kleinsten mikrokosmischen Einheiten an und dort wird die Eigenschwingung eines jeden Bausteines für unser Leben wieder harmonisiert. Bewusstheit und Selbstbewusstheit wird aufgebaut, sodass wir - als Subjekt im morphogenetischen Beziehungsfeld - wieder in der Lage sind, uns harmonisch zu uns selbst und zu allen wichtigen Lebensbereichen auszurichten. Es funktioniert, wenn wir bereit sind uns führen zu lassen, entlang der genauen kosmischen Struktur, die

Gott uns für immer und ewig im Mikrokosmos und Makrokosmos vorgezeichnet hat. Die göttliche Intelligenz wirkt durch Reiki und zeigt uns den Pfad. Erinnert euch, was wir über den Schlüssel des Metatron erfahren haben. Benutzen wir Reiki, so rufen wir die Allmacht Gottes an und ordnen ihr, der göttlichen Intelligenz unser Ego unter. Öffnen wir uns für das Reiki-Licht, strömt die göttliche Intelligenz in uns ein. Dann sind wir selbst der *„Channel"*, der Kanal, der die höchste Weisheits- und Heilungsfrequenz des Universums aufnimmt und weitergibt. Wir bitten Gott um diesen Hauch seiner Allmacht, damit daraus nach SEINEM WILLEN unser höchstes Wohl im Gefüge des höchsten Wohles aller die Harmonie im Kosmos wieder hergestellt wird. Doch in diesem Prozess haben wir zu lernen, was es bedeutet frei, selbstbestimmt und verantwortungsbewusst zu sein. Intuitives Reiki-Lichtmanagement ist weder eine Strategie, noch ein allgemein gültiges Heilrezept, es funktioniert nicht von oben nach unten, sondern nur von innen nach außen. So bedeutet es, dass wir bei uns selbst beginnen müssen, um von innen nach außen unsere Kreise von ganz klein bis groß zu ziehen. Niemand kann heute die Weltwirtschaft von außen, von der Spitze her zu einem harmonischen, fairen und gesunden Wirtschaftssystem machen.

Jeder Einzelne von uns kann seinen Beitrag dazu leisten, indem er seine eigene Welt in Harmonie mit der kosmischen Ordnung bringt. Wer das tut, dem ist die große Unterstützung des Unsiversums sicher und wer seine eigene Welt in Ordnung bringt, gibt allen anderen automatisch den Impuls dazu es auch zu tun. Lebe dein Glück, deine Freiheit, deine Schöpferkraft in Liebe und großer Gelassenheit inmitten der Wirren der äußeren Welt, dann wirst du selbst zum Licht und zur Fackel. Tür und Tor stehen dir offen um erfolgreich zu sein. Dann betrittst du wirklich dein dir vom Kosmos zustehendes eigenes Reich und deine Lichtspirale beginnt sich auszudehnen und gibt anderen Menschen und Lebewesen Schutz, Trost, Geborgenheit und Liebe.

Der Weg zum Reiki-Lichtmanagement beginnt in deinem Inneren, im eigenen Herzen mit dem 1. Reiki-Symbol CR und weitet sich aus über Europa und die ganze Welt. Eine Vernetzung in Freiheit und mit Respekt vor den verschiedenen Kulturen bringt Frieden. Eine Einheit der Vielfalt ist notwendig, aber wir sollten uns hüten vor der Kreativität erstickenden und Freiheit raubenden *„Gleichmacherei“.*

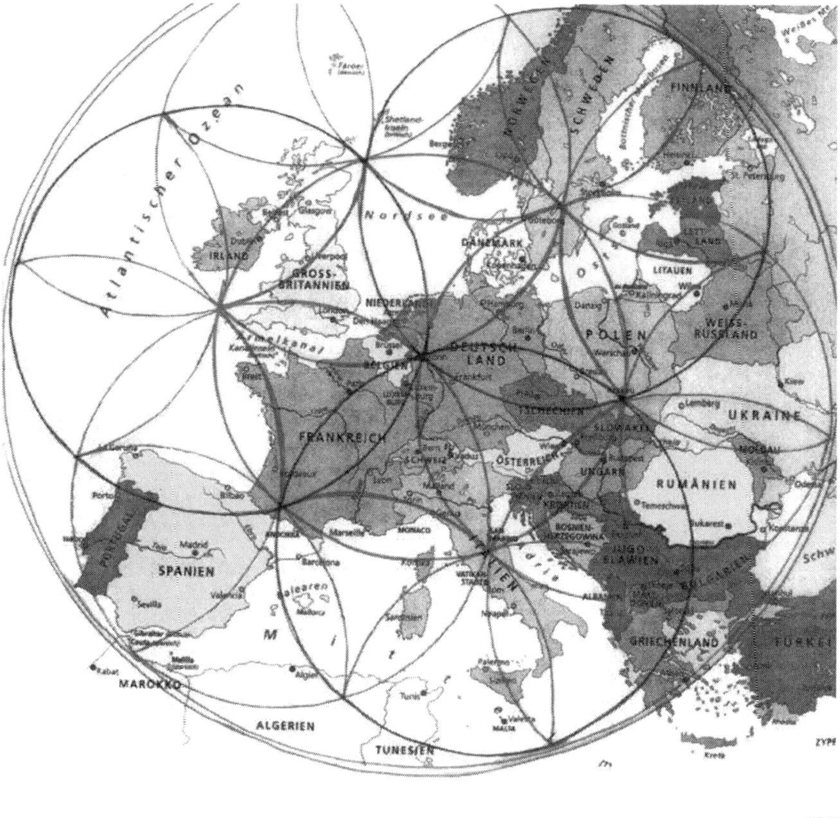

Die Himmelsleiter ins Licht

„Jakob hatte einen Traum:
Er sah eine Leiter, die auf der Erde stand und bis zum Himmel reichte. Auf ihr stiegen Engel Gottes auf und nieder. Und siehe, der Herr stand oben und sprach:
Ich bin der Herr, der Gott deines Vaters...
Ich bin mit dir, ich behüte dich, wohin du auch gehst".
(Gen. 28, 10-22)

Wir Menschen wollen immer Sprossen, an denen wir uns anhalten können, Regeln, Gebote, Leitsätze. Doch kaum sind in der Gesellschaft Regeln und Gebote aufgestellt, fühlen wir uns entweder in unserer Freiheit beschränkt oder aber wir richten uns nach den allgemein gültigen roten und grünen Ampeln und fahren dahin ohne nachzudenken. In einer Gesellschaft, wie der unseren in der westlichen Welt mit bereits viel zu vielen Regeln, Paragraphen und Strukturen, vergisst der einzelne Mensch nur zu leicht seine Eigenverantwortung. Verlieren wir aber die Eigenverantwortung, dann verlieren wir auch unsere Selbstbestimmtheit und werden fremdbestimmt. Dieses Phänomen der Fremdbestimmung, Propaganda und Manipulation wird von cleveren, profitorientierten und vorteilsorientierten Geschäftsleuten und Politikern genau so geschickt ausgenutzt, wie von manchen Ehefrauen oder auch Ehemännern, Kindern, Eltern und Freunden im privaten Bereich. Es ist ja auch legitim, denn es gehören immer zwei dazu: einer, der es probiert über jemanden zu bestimmen und einer, der über sich bestimmen lässt. Doch was passiert? Die Menge schreit nach noch mehr Regeln, noch mehr Kontrolle und gibt immer mehr Macht ab an eine Elite ohne zu bedenken, dass die Ohnmacht, diesem aus der

Hand geben der eigenen Verantwortlichkeit, folgt. Es ist so einfach selbst nicht nachzudenken, sondern sich im Strom der breiten Masse des Trends und der Mode treiben zu lassen. Diese zuerst unbewusste, dann bewusste Ohnmacht schleicht sich ins Leben ein und erdrückt das Feuerelement und das Luftelement. Den betroffenen Menschen schnürt es mehr und mehr die Luft ab, das Feuer, die Freude und Kreativität erstickt, das Wasserelement versiegt, die Gefühle trocknen aus und die ausgetrocknete, kranke Materie - ein geschundener Körper - bleibt zurück. Diagnose: Depression. Diese Depression kann einzelne Menschen, aber auch ganze Gesellschaftsschichten, Firmen, Geschäfte, ja auch Behörden, Schulen, Gerichte, politische Institutionen und Verwaltungsbereiche erfassen. Nichts geht mehr, nirgends gibt es Geld, die Schulden wachsen an. Logisch, denn wer seine Verantwortung abgibt, kreiert sich eine kosmische Schuld. Wenn du kein Geld mehr auf deinem Konto hast, obwohl du arbeitest, sparsam und fleißig bist, dann ist es fünf vor zwölf um die Zügel wieder selbst in die Hand zu nehmen! Wenn du arbeitest ohne genug zu verdienen, dann stimmt etwas nicht und du wirst ausgenützt. Die Menschen in diesen Verbänden sehen plötzlich keinen Sinn mehr. Sie zweifeln, haben Angst und sind müde, ohne Elan und ohne Perspektive werden sie krank. Diese Depression kann die ganze Wirtschaft erfassen und zu Boden drücken, die Elemente schwingen auf null. Der Kurs fällt. Eine Minusspirale zieht sich durch das morphogenetische Feld. Das Denken der Menschen ist negativ ausgerichtet.

Das funktioniert solange, bis der einzelne Mensch plötzlich seine Abhängigkeit und Unfreiheit erkennt und beginnt sich in seiner Individualität aufzurichten. Das beginnt damit, dass er die Zügel wieder selbst in die Hand nimmt, sein Leben bewusst gestaltet und bereit ist Verantwortung zu übernehmen für alles, was er denkt, sagt und tut. „Das ist aber schwer“, seufzt da vielleicht ein Einzelner, der versucht der Minusspirale zu entkommen. „Ich brauche Hilfe“, ruft er und schaut in den Himmel. Er tut recht daran in den Himmel zu schauen, denn genau dort muss er anklopfen, damit das Licht und die Hilfe in seine Hände kommen kann: Reiki. Die Reiki-Schwingung schaltet die Ampeln nicht auf Rot oder Grün in unserem Leben, die Reiki-Schwingung baut uns keine bequeme Autobahn, auf der wir fahren können, nein, die Reiki-Schwingung ist die Kraft, die uns aufrichtet und uns Sprosse für Sprosse die Himmelsleiter ersteigen lässt. Doch dabei heben wir nicht ab, nein, wir bleiben fest auf dem Boden, mit den Beinen gut verwurzelt in der Erde. Nur wer ganz unten gut verwurzelt ist, kann sich nach oben hin strecken und auch in andere Dimensionen einschwingen.

So wie in der heiligen Geometrie eine Dimension sich aus der anderen aufbaut und ableitet, so ist es auch bei unserem menschlichen Aufrichtungsprozess, der Erlösung und Erleuchtung. Wenn wir das Irdische nicht geordnet haben, können wir das harmonisch geordnete, innere Reich der höheren Dimension nicht betreten. Die großen Heiligen und Erleuchteten, sie bewegen sich gekonnt in allen Dimensionen und spazieren die Himmelsleiter jederzeit rauf und runter. Sie beugen sich in Demut tief auf den Boden und richten sich wieder zur vollen Größe auf. Wer nur nach oben strebt und nicht auf die Rückkehr zum Boden der Demut achtet, der kann sich in seinem Hochmut verfangen, er kommt nicht vor und kommt nicht zurück. Letztendlich bleibt ihm keine andere Wahl als sich fallen zu lassen und von Neuem zu beginnen. Die Himmelsleiter ist nicht außen, sie ist innen in uns. Die Himmelsleiter bedeutet einen drei mal dreifachen Aufrichtungsprozess, vom unbewussten Menschen zum bewussten Menschen und zur Meisterschaft, von der Meisterschaft zur Einheit mit der Weltenseele und dem Sternenselbst, vom Sternenselbst zur Einheit mit dem Christuslicht-Bewusstsein (Buddha-Bewusstsein, Allah-Bewusstsein usw.), also zur Einheit mit dem universellen Gottes-Bewusstsein.

Wer Reiki-Lichtmanagement erlernen will, der wird schnell begreifen, dass alles ganz gleich wichtig ist, was zu seinem Leben gehört. Jeder Gedanke ist wichtig, jedes Wort ist wichtig, jede Tat ist wichtig, jede Begegnung ist wichtig, innen und außen spiegeln sich. Das kosmische Gesetz ist genau, das haben wir erkannt. Wollen wir die Himmelsleiter hinaufsteigen, dann geht das nicht irgendwie, es geht nicht mit schummeln, es geht nicht mit Wasser predigen und Wein trinken, es geht nicht ohne Charakterbildung, Ethik und Werte. Es geht nicht, wenn du dich von anderen herunterziehen lässt. Es geht nicht, wenn du dich selbst nicht genau gleich wichtig nimmst wie die anderen Lebewesen auch. So wird neben dem Verantwortungsbewusstsein, dem guten Charakter und der Freiheit von uns auch vollkommene Integrität und Authentizität verlangt, das heißt, alles was wir sagen, müssen wir selbst beweisen. Wir sind auf Hilfe angewiesen, denn ohne die göttliche Intelligenz werden wir es schwer schaffen, die komplexen Ebenen und Dimensionen der Wirklichkeit in absoluter Harmonie zu managen. Es bedarf eines dreifachen Aufrichtungsschrittes hin bis zur vollkommenen Ausbildung des Lichtkörpers.

Das 2. Symbol SHK, so wie wir es aus dem 1. Symbol CR über Blume und Herzschlag des Lebens abgeleitet haben, zeigt uns ganz bestimmte Abstände, die genauer betrachtet *„Tönen“* einer Sinus-Cosinus-Schwingung entsprechen. Ich habe hier nur den Innenteil des SHK-Symbols horizontal und vertikal gespiegelt dargestellt, um dich in der Abfolge der Entwicklung nicht mit zu vielen Linien zu verwirren. Aus dem mittleren Innenteil des SHK-Symbols, das hier ein Sechseck umschreibt, können wir einen Würfel bilden.

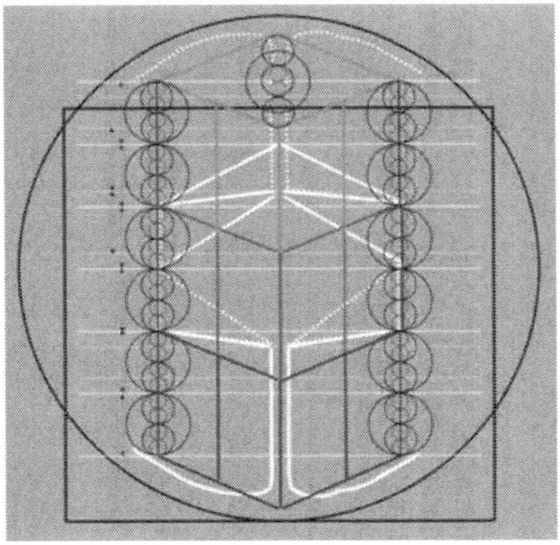

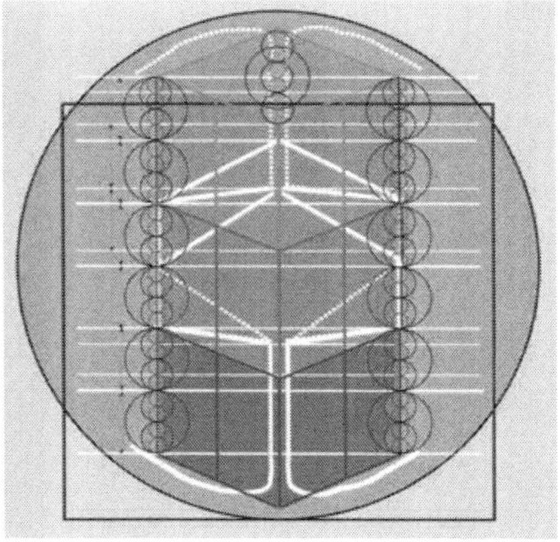

Diesen Würfel setzen wir in gleicher Größe einmal darüber und einmal darunter, also drei Würfel übereinander, die vom SHK-Symbol aktiviert werden. Sie symbolisieren den dreifachen Aufrichtungsprozess des Menschen. Du siehst den Wurzelkanal zur Erde und den Wurzelkanal zum Himmel, den das SHK-Symbol horizontal und vertikal gespiegelt bildet. Als erstes zeichnen wir waagrechte Querverbindungslinien über die Eckpunkte des SHK-Symbols. Wir sehen, dass im mittleren Sechseckfeld gleiche Abstände entstehen, die sich in den Abständen der waagrechten Würfeleckpunkte fortsetzen lassen.

In diesen Abständen können wir eine gleichbleibende Sinus-Cosinuswelle einzeichnen und erhalten so einen ganz bestimmten Grundton, mit bestimmter Frequenz und Amplitude. Es entstehen sechs gleich lange Abstände, die in sich wieder in einem eigenen Rhythmus kleinere ganzzahlige Abstände enthalten. Unterteilen wir die Sinus-Cosinusschwingung weiter in ihre Obertöne, so erhalten wir aus den sechs ersten Grundtönen zwölf Obertöne, in denen wieder vierundzwanzig Obertöne liegen. Diese Töne sind die Klang- und Lichtfrequenz des SHK-Symbols, das wir über einen beliebigen Körper zeichnen können. Wie groß oder klein dieser Körper auch ist, das SHK-Symbol aktiviert seinen inneren Grundton und bringt auch die Obertonreihen zum Schwingen.

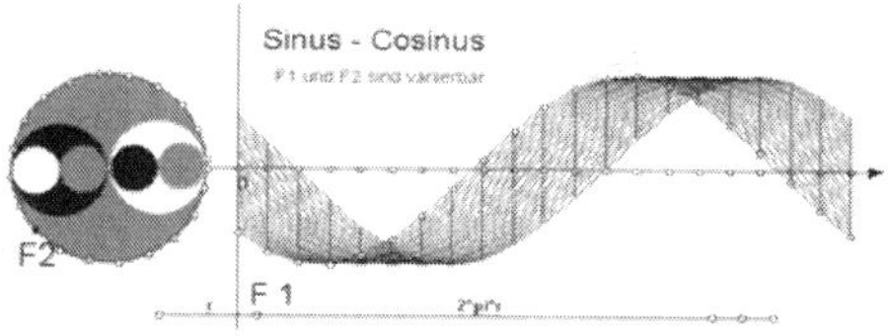

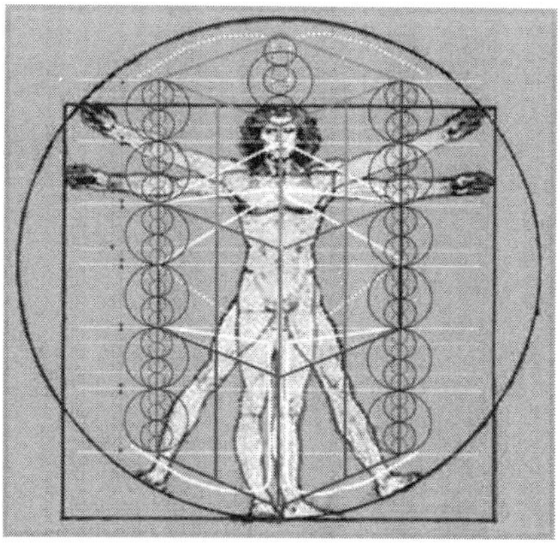

Der *Wirkungskreis* und *Handlungsspielraum* eines Menschen bestimmt sich aus seiner Eigenschwingung, die ein Produkt des Zusammenspiels von Körper, Geist und Seele ist. Die Schwingung eines Menschen ist sowohl eine Klangschwingung als auch eine Lichtschwingung. Nun zeigen mir die Engel etwas Interessantes. Sie zeigen mir die Entwicklung unserer Lichtkörperschwingung und unserer Merkaba aus dem 2. Reiki-Symbol heraus. Merkaba wird die Struktur des Lichtkörpers genannt und der Tetraeder - der Sternentetraeder ist als Symbol zugeordnet. Lasse die Bilder auf dich wirken, du wirst sie verstehen - so nach und nach - und das Geheimnis um die Symphonie der Licht- und Klangwelt mit den Dimensionsumschaltstellen, den Chakras, den geheimnisvollen Energierädern, erfassen. Zähle ab, studiere, beobachte selbst die Rhythmik von Struktur und Dynamik, die Töne und die Zwischentöne, die WIR SIND.

Beobachte die Ganztonschritte und die Halbtonschritte, die Dimensionsknotenpunkte und die Dimensionssprünge des Seins.

Lichtkörper- Entwicklungsmuster

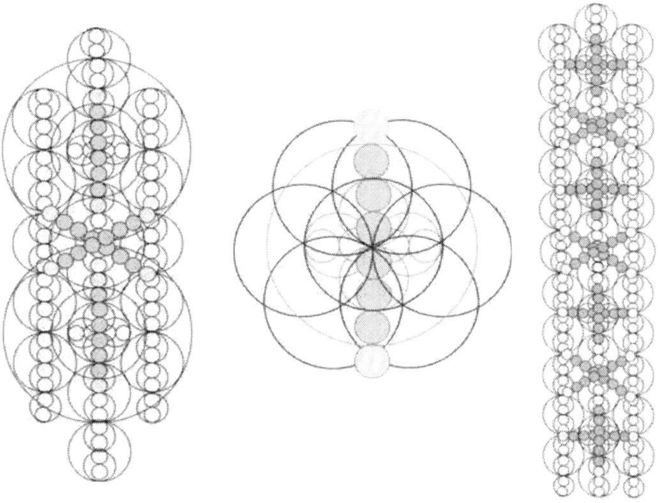

Ausbildung der Merkaba, geometrisch symbolisiert

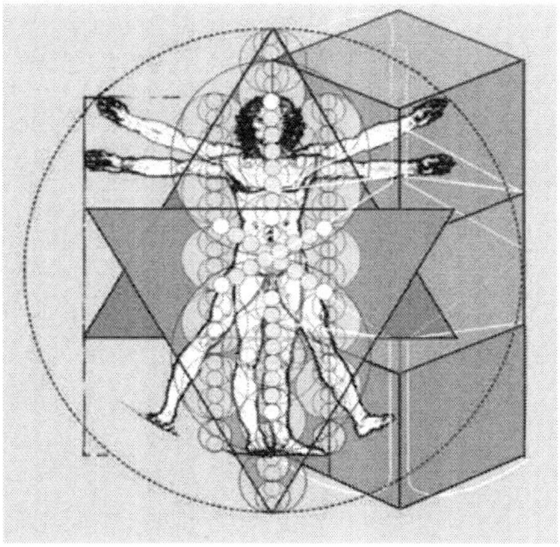

Nun müssen wir bedenken, dass alles Licht, Klang und Schwingung ist. Die heilige Geometrie liegt diesen Schwingungen zugrunde. Wollen wir die Schwingung bildlich darstellen, dann dürfen wir keine starre geometrische Form verwenden, sondern sollen die Vibration von Licht und Klang in der Drehung und Ausdehnung der Schwingung zu erfassen versuchen.

Darstellung der Chakraspirale, Übergang zur Schwingung

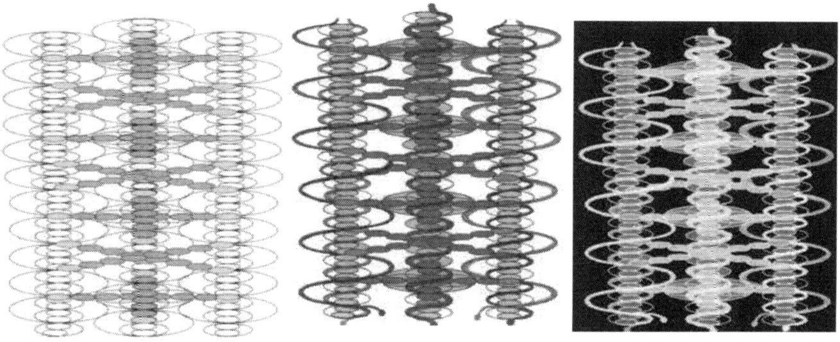

Du siehst hier eine Darstellung der Chakraspirale in den fünf Kanälen, die sich im menschlichen Körper vom Wurzelchakra über Sakralchakra, Solarplexus, Herzchakra, Kehlkopfchakra, drittes Auge bis zum Kronenchakra dreht - von da dreht sich die Spirale natürlich weiter. Ich füge eine Negativaufnahme ein und hoffe, du kannst dadurch am besten assoziieren, dass es sich um Licht-Schwingung handelt. Wir bestehen in unseren Atomen aus Licht und Schwingung, Klang und Rhythmus und wir bestehen in unserem Lichtkörper ebenso aus Licht, Schwingung, Klang und Rhythmus. Jetzt zeige ich dir, wie die Verbindung in den Schnittstellen aussieht. Das sind auch die Knotenpunkte, wo die verschiedenen Dimensionen (erste Dimension, zweite Dimension, dritte Dimension, vierte Dimension, fünfte Dimension usw.) sich überlagern. Du siehst, wie sich hier das 3. Reiki-Symbol HS *„einfädelt"*. Es ist ja der Schlüssel durch Raum und Zeit und hat die Kraft Grenzen aufzulösen und Dimensionen zu verbinden. Das Universum baut sich nicht (nur) linear auf, sondern komplex und mehrdimensional.

Die Bedeutung der dreidimensionalen Anwendung des Reiki-Symbols HS (wobei du es bittest sich um seine Mittelachse zu drehen) wird hier ersichtlich. Wenn du all das nicht rational nachvollziehen kannst - und das kannst du nur, wenn du bereits genug Vorwissen hast - dann macht das nichts. Schau dir einfach die Bilder an. Erkenne gewisse Rhythmen und versuche vor allem Zugang zu bekommen zur Schönheit, die dem kosmischen Lebensprinzip immer zugrunde liegt. Orientierst du dich in deinem Leben an der Schönheit, der Ethik und Symmetrie, dann kannst du sehr weit kommen, denn dem kosmischen Prinzip liegt immer Schönheit und Harmonie zugrunde.

Eine Dimensionsschnittstelle

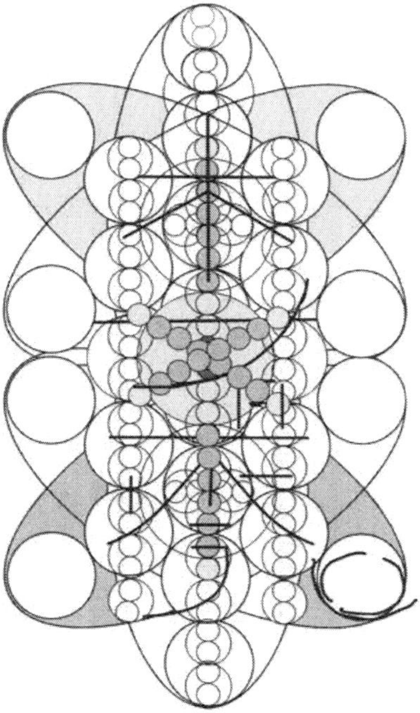

Ich lasse mich von den Engeln führen und sie gestalten gemeinsam mit mir, mit Hilfe einer Fotomontage, folgende Bilder, die zeigen sollen, wie wir uns als Mensch aufrichten. Von der Demutshaltung und dem Lernen - am Boden kniend mit gefalteten Händen vor dem Gesicht - richten wir uns auf und beginnen das Erlernte in Liebe dienend umzusetzen. Immer noch in Demut kniend erlangen wir die Meisterschaft und das Priester/innenamt. Wir dienen auch, wenn wir voll aufgerichtet stehen und zum erleuchteten *„Gott, ICH BIN"*-Menschen geworden sind. Unser Lichtkörper (Merkaba) ist dann voll entwickelt und wir sind EINS mit unserem Sternenselbst und dem göttlichen Bewusstsein.

Merkaba mit innenliegendem Licht-Kegel-Oktaeder, der sich dreht

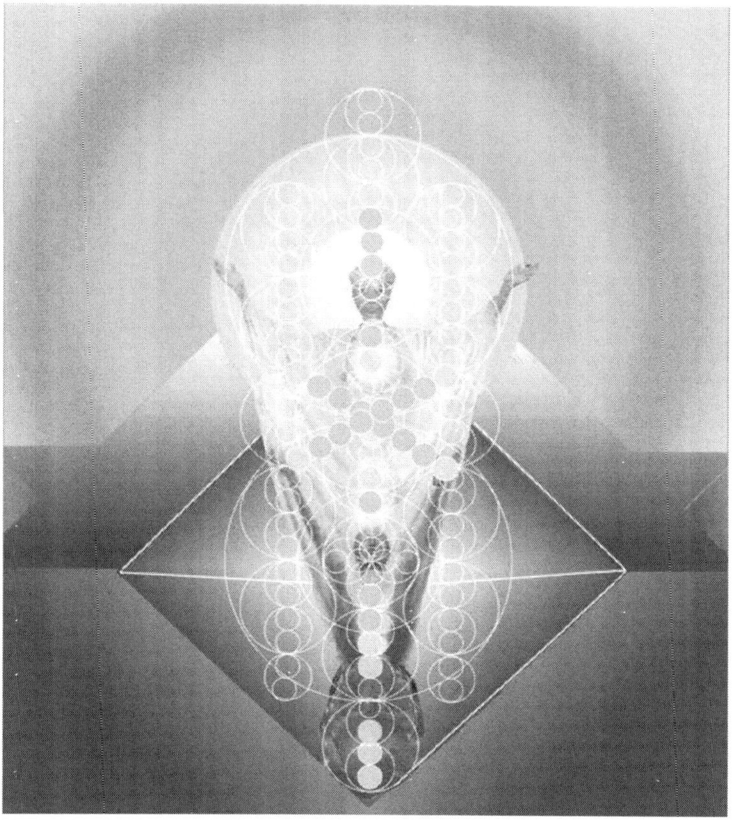

Der kauernde Mensch in der unteren (Kegel-) Pyramide erhebt sich mit zum Himmel gestreckten Händen. Er verbindet sich

mit der Spitze der oberen Pyramide, also seinem Höheren Selbst. Dort ist die Schnittstelle zur nächsten Dimension. Siehst du die Chakrareihe? Das Kronenchakra des unteren Menschen wird zum Wurzelchakra des bereits zur Meisterschaft sich aufrichtenden Menschen. Das Kronenchakra des Menschen in der Meisterschaft wird zum Wurzelchakra des Menschen in seinem Sternenselbst. Das Kronenchakra des Menschen im Sternen-Selbst wird zum Wurzelchakra des Menschen im Christuslichtbewusstsein.

Übereinanderliegende Lichtpyramiden
Aktivierung von Höherem Selbst zu Höherem Selbst

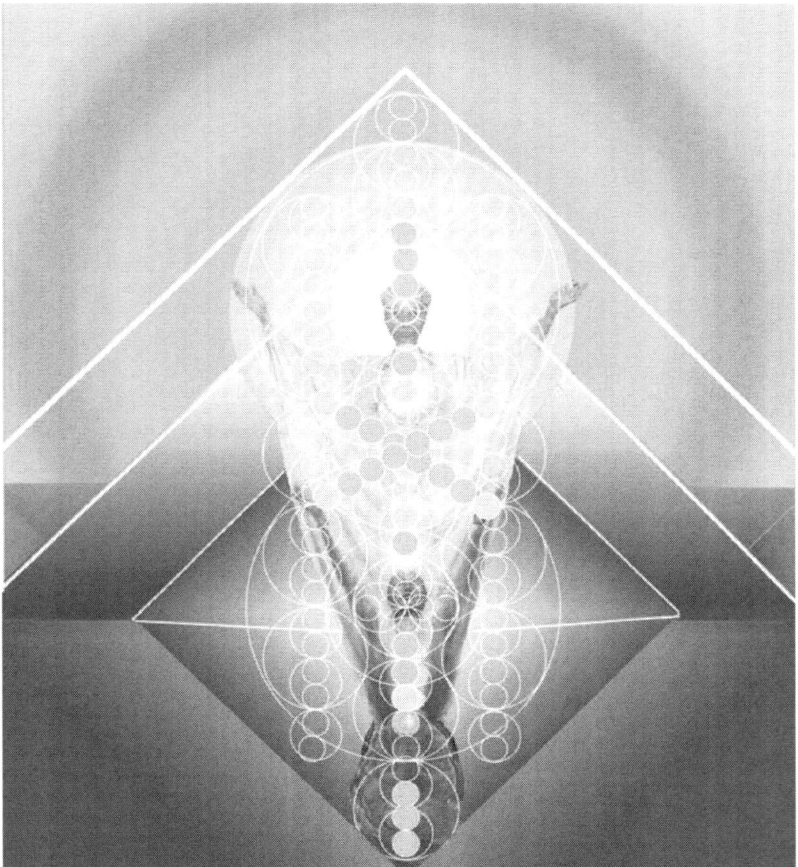

Individuell ausgebildete mehrdimensionale Merkaba
bis hin zum Sternenselbst und Christuslichtbewusstsein

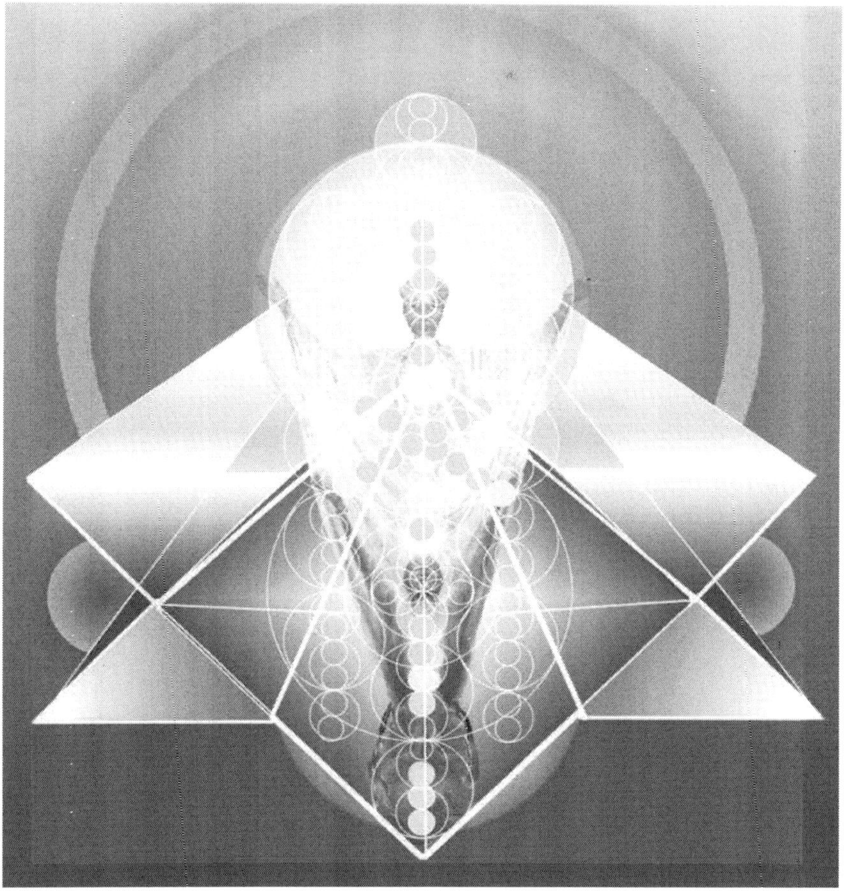

Siehst du das Juwel, das du selbst bist?
Spürst du das Wunder, das dich erschaffen hat?
Ahnst du die Intelligenz, die dich lenkt?
Ja? Dann vertraue!
Juble und preise Gott in Dankbarkeit - in allem, was ist.

Reiki-Symbole, der Geheimschlüssel des Metatron

Wenn du den Ausführungen gefolgt bist, dann wirst du jetzt verstehen, dass die Reiki-Symbole der Geheimschlüssel des Metatron sind. In ihnen liegt die Weisheit und die Kraft, die göttliche Allmacht anzurufen und zu aktivieren. Doch das wird nur gelingen, wenn wir in Liebe und Demut uns mit der allerhöchsten Quelle verbinden, unser Ego und unseren persönlichen kleinen Willen zurückstellen und bereit sind Gottes Wille anzunehmen und walten zu lassen. Gelingt uns das, dann entwickeln die Symbole mit den dazugehörigen heiligen Namen - Mantras - ihre allerhöchste Kraft. Worauf immer wir die Symbole anwenden, die göttliche Kraft und Intelligenz hebt jede Einheit, egal ob galaktisch, global, groß oder mikrokosmisch klein, um $1^{1,0901}$ in der individuellen Grundton-Schwingung an. Das ist genau der Hauch an Korrektur, den es braucht, um die göttliche Ordnung in den Atomen und Prozessen des Universums wieder herzustellen und die Unordnung und Disharmonie, die durch den freien Willen von Menschen und Wesenheiten entstanden sind, aufzulösen. So sanft ist Reiki und dennoch absolut.

Weiters haben die Symbole die Kraft verschiedene Einheiten, auf die sie angewendet werden, im *goldenen Schnitt*, also in der *Proportia Divina*, miteinander zu verbinden. Es gibt immer einen *goldenen Schnitt*, wenn wir bereit sind dem segenbringenden Kompromiss des Universums zu folgen. Der *goldene Schnitt*, die *Proportia Divina* durch die Reiki-Symbole aktiviert, sorgt für Kraft und Weisheit, um für jedes Problem eine Lösung zu finden, die dem höchsten Wohle und Nutzen des Einzelnen und aller Beteiligten dient. Aber es wird nur gelingen, wenn wir in Liebe mit Aufrichtigkeit, Wahrhaftigkeit und in tiefem Glauben an die Allmacht der großen kosmischen Quelle - Gott - die Reiki-Lichtenergie auch tatsächlich über unser Herz und unsere Hände, über unser drittes Auge anwenden. Wer nur von Reiki redet, seine Hände achtlos gebraucht ohne Liebe und Hingabe, wer die Symbole nur so leer dahinkritzelt, sie an die Wand hängt und meint, das würde genügen, wer die Mantras ohne Hingabe und Glaube und ohne größte Ehrerbietung daherplappert, der hat das Wesen von Reiki nicht erfasst.

Die Einweihung in den zweiten Reiki-Grad und somit in die Symbole und heiligen Mantras ist eine große Hilfe um die höchste Schwingung zu erhalten. Das ist die neue Chance, die das Universum uns in seiner Liebe und Gnade einräumt. Durch die Einweihung wird der Mensch körperlich, geistig und psychisch in der Proportia Divina zu seiner Mitwelt hin ausgerichtet. Seine Schwingung wird, gemäß des Geheimschlüssels von Metatron, um $1^{1,0901}$ im persönlichen einzigartigen Grundton angehoben. Das ist genau die richtige Schwingung. Manche meinen, noch mehr, noch höhere Schwingungen, noch stärkere Symbole würden sie weiter bringen und verstehen nicht, dass sie damit wieder ihrem freien Willen folgen und womöglich wieder ein neues Ungleichgewicht erzeugen. Denn nicht nur durch zu wenig Schwingung kommt es zu Krankheiten, sondern auch durch zu viel. Die Engel sagen mir, dass die Reiki-Symbole in Liebe mit Demut und Hingabe angewendet gemeinsam mit den heiligen Mantras, die für uns derzeit feinste und dennoch stärkste Aktivierung des Geheimschlüssels von Metatron ermöglichen. Vielleicht verbreitet sich Reiki deshalb weltweit so schnell, weil viele Menschen in ihren Herzen dies spüren und sich so sehr nach Gesundheit, Friede und Harmonie sehnen.

Quintessenz

Die Quintessenz des Reiki Licht-Managements liegt nicht im Wissen, sondern im TUN! All die vorangegangenen Darstellungen dienen einzig und allein der Inspiration und dem Impuls, den ich dir geben will das Wunder selbst in die Wirklichkeit zu bringen, durch eigenes TUN und eigenes SEIN. Nur wenn du das heilige Wissen anwendest - verstehen oder nicht verstehen sind sekundär - kannst du in den Genuss der Lichtkraft deiner Hände kommen.

In den Reiki-Symbolen schwingt der harmonische Grundakkord des ganzen Universums. Worauf auch immer du die Symbole anwendest, wird die Grundschwingung der Harmonie angeschlagen. Wie eine unsichtbare kosmische Stimmgabel lassen sich die Reiki-Symbole ins Klingen bringen, wenn wir ihnen die höchste Freiheit geben. Sobald aber dein eigener Wille sich über die Symbole lagert und du nicht Gottes Wille walten lässt - was gemäß deines freien Willens möglich ist - verlieren die Symbole an Kraft. Der Zugang zur Wirksamkeit der Reiki-Symbole kann wissenschaftlich erfasst und sogar berechnet werden. Die Aktivierung der Symbole aber bedarf der Andacht, der Innenschau, der Aufrichtigkeit und Wahrhaftigkeit deiner Absicht und der tiefen Liebe und des Glaubens an Gott, als unser aller Lebensquelle. Nur in Demut und Vertrauen können wir das Reiki-Licht erhalten. Nur wenn wir selbst auf egoistische Ausübung der Macht verzichten, wird Gottes Allmacht - der Geheimschlüssel von Metatron - uns zu Hilfe kommen.

*AUM * I AM * AMEN * ICH BIN * AMEN*

2. Teil

Intuitives Reiki Licht-Management Praxis

Die Reiki-Symbole und Mantras, wie sie in der geistigen Anwendung gebraucht werden, findest du am Ende des Buches zwischen versiegelten Seiten. Bitte öffne dieses Siegel nur, wenn du bereit bist in eigener Verantwortung und Liebe die Symbolkraft anzunehmen.

Du solltest in den 2. Reiki-Grad eingeweiht sein und bereits einige Erfahrungen im Umgang mit den Symbolen haben, bevor du die nachfolgenden hochschwingenden Übungen anwendest. In meinen Büchern *„Intuitives Reiki nach Sensei Mikaomi Usui, der 1. Grad und der 2. Grad"* findest du viele Anleitungen, die dir als Vorwissen dienen werden um tiefer in die Reiki Licht-Managementarbeit einsteigen zu können.

Bitte denke immer daran, Reiki ist die Energie, die aus Gottes Herz in unser Herz kommt. Bitte wende die Reiki-Symbole daher nur in Liebe, Dankbarkeit und mit Ehrerbietung an.

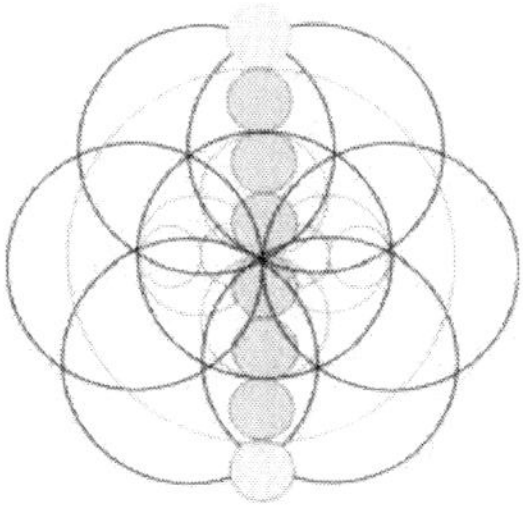

„Wir können nicht wissen, ob unsere Theorien
stimmen,
es sei denn, wir setzen sie in die Praxis um. "

Vertrauen

Du solltest in den zweiten Reiki-Grad eingestimmt sein und die drei Reiki-Symbole und die dazugehörigen Mantras (heilige Namen) kennen. Nun kannst du dich selbst und dein ganzes Leben bewusster und harmonischer zum gesamten Universum ausrichten. Betrachte dein Leben von innen. Ziehe ganz langsam bewusste Kreise der Beachtung um dich. Wie sieht dein Leben jetzt aus? Fühlst du dich körperlich wohl oder gibt es einen Mangel? Fühlst du dich emotional wohl oder gibt es ein Problem? Wie schaut es aus mit deinen Lebensumständen? Ist alles geordnet und im Fluss oder ist dein Leben chaotisch, gehemmt oder ins Stocken geraten? Wie ist dein Privatleben, wie sind deine Beziehungen, wie ist deine berufliche Situation? Wie ist deine finanzielle Situation? Lebst du in Frieden mit dir selbst und allen anderen oder gibt es Streit und Konflikte? Schau einfach nur ruhig und gelassen in dich selbst und dein Leben hinein. Wenn dir das schwer fällt, dann stell dir vor, du kommst zu dir selbst auf Besuch, so wie du zu einem/r lieben Freund/in auf Besuch kommst um seine/ihre Lebenssituation kennenzulernen. Beachte das, was dir einfällt, was du wahrnimmst - du kannst dir auch Notizen machen. Die ersten Impulse sind die wichtigsten. Was immer du beobachtest, welcher Mangel oder welches Problem in deinem Leben sich auch immer zeigt, um deine Situation zu verbessern braucht es vor allem dein Vertrauen. Mache daher nachfolgende Übungen. Am besten ist es, wenn du die Übungen eine Zeit lang immer wieder machst, so lange, bis du selbst das Gefühl hast, dass in dir eine klare und ruhige Schwingung aufgebaut ist. Führe ein Tagebuch in der Zeit, es hilft dir dich selbst und deine Lebensumstände bewusster wahrzunehmen und bewusster zu behandeln.

Schaffe dir für folgende Übungen eine ruhige Atmosphäre. Falte deine Hände vor dem Herzen. Stimme dich in Andacht und Stille auf Reiki ein. Bitte um das Licht in deinen Händen und bitte darum es anwenden zu dürfen zum höchsten Wohle von dir selbst, zum höchsten Wohle aller anderen und des Großen Ganzen. Aktiviere die Reiki-Symbole immer mit großer Achtsamkeit und Ehrerbietung und sprich dazu innerlich das dazugehörige Mantra je dreimal. Wenn du die Lichtkegelpyramide (Kegeloktaeder) aktivierst, wird er sich zu drehen beginnen - dies geschieht automatisch. Wenn du die Übung beendet hast, dann lege dich entspannt zurück, lege deine Hände auf deinen Körper und genieße die Ruhe und Reiki.

Übung:
Vertrauen

Hülle dich in das 1. Symbol CR ein.
Du kannst die dreidimensionale Anwendung benutzen.

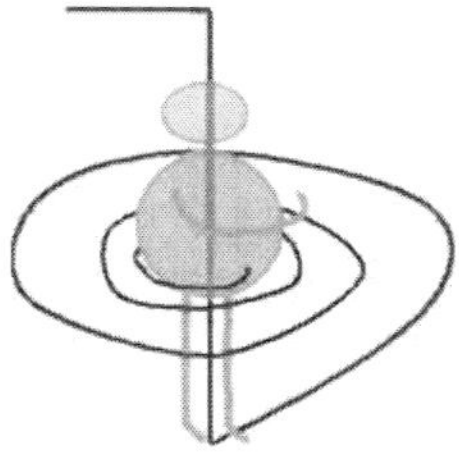

Atme tief ein mit dem Gedanken:
Ich kann meinem Körper vertrauen.
Atme alle Unsicherheit aus.
Lasse mit jedem Atemzug das 1. Symbol CR mit dem Mantra durch deinen ganzen Körper strömen. Mit jedem Atemzug wird

*das Vertrauen in deine Zellen und Körperfunktionen unterstützt.
Fühle, wie dein Körper weit und hell wird.
Lasse dein Vertrauen jetzt in deinen Emotionalkörper,
also in deine Gefühle, einfließen.
Unterstütze dich mit dem Gedanken:
„All meine Gefühle sind gut.
Ich kann meinen Gefühlen vertrauen."
Das 1. Symbol CR strömt mit dem Mantra langsam
im Atemrhythmus durch deine Gefühlswelt.
Atme alle Unsicherheit und negativen Emotionen aus.
Es kann sein, dass du weinen musst oder starke Glücksgefühle
erwachen. Lasse es geschehen. Aktiviere das 2. Symbol SHK
und lasse es mit dem Mantra langsam und bewusst im
Atemrhythmus durch all deine Gefühle strömen.
Werde ruhig und vollkommen gelassen. Hülle dich immer
wieder ins 1. Symbol CR ein.
Widme dich nun deinem Mentalkörper,
also deiner Gedanken- und Vorstellungswelt.
Reinige deine Gedankenwelt im Atemrhythmus
mit dem 1. Symbol CR und dem Mantra,
anschließend mit dem 2. Symbol SHK und dem Mantra.
Du kannst natürlich auch die Mentalbehandlung machen.
Lasse deine Gedanken zur Ruhe kommen, erlaube deinem Geist
frei und leer zu werden. Beende die Übung, indem du mit deiner
Aufmerksamkeit für eine Weile in deinem Herzzentrum verweilst. Fühle das Reiki-Licht und die Liebe in dir. Du darfst dir
selbst vertrauen. Du darfst dem Reiki-Licht in dir vertrauen.
Alles, was dir begegnet, kommt in kosmischer Ordnung zu dir,
alles dient deiner Bewusstwerdung und deiner Heilung.
Mit jedem Tag lernst du dich selbst, deine Gefühle und deine
Gedanken lichtvoller und harmonischer zu handhaben.*

Harmonische Ausrichtung

Eine harmonische Ausrichtung in dir selbst und zu deiner gesamten Mitwelt ist unbedingt notwendig. Dazu ist es wichtig das morphognetische Feld zu reinigen und bewusst zu aktivieren. Der Kosmos zeigt dir dann die für dich und deine Lebenssituationen besten harmonischen Pfade. So kannst du Frieden, Liebe, Erfolg und Fülle in deinem Beruf und deinem gesamten Privatleben mehr und mehr verwirklichen. Um dies möglich zu machen folge den weiteren Übungen.

Übung:

Aktivierung der bewussten Beziehung im morphogenetischen Feld:

Entspanne dich.
Atme einige Male bewusst durch und schließe deine Augen.
Stimme dich auf Reiki ein.
Verbinde dich mit deinem Höheren Selbst und deiner Seele.
Umgib dich mit dem 1. Reiki-Symbol CR.
Aktiviere über dir eine Lichtkegelpyramide.

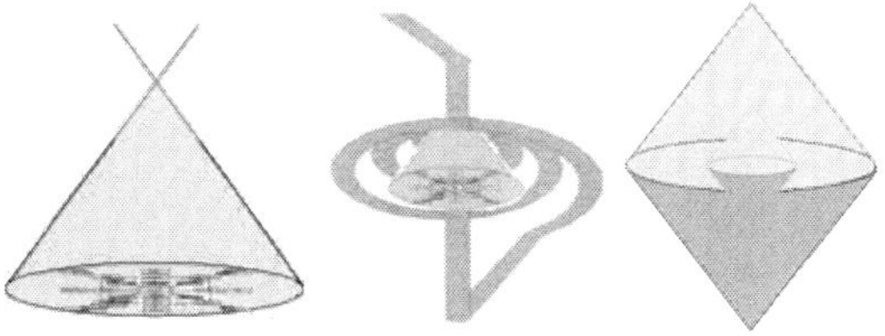

Nimm dich wahr als subjektives, einzigartiges Lebewesen.
Richte deine Aufmerksamkeit auf deine Umgebung und

*Lebensumstände: Familie, Beruf, Lebensaufgaben, Freizeit.
Umhülle die sich drehende Pyramide mit dem 1. Reiki-Symbol
CR und stelle das 3. Reiki-Symbol HS in die Mitte.
Aktiviere nun das morphogenetische Beziehungsfeld, indem
du dir über deiner Pyramide (oder Kegeloktaeder) eine noch
viel größere Lichtpyramide vorstellst, in der dein
ganzes Leben mit allem, was zu dir gehört, Platz hat.
Stelle dir vor, du sitzt in der Mitte und richtest dich selbst voll-
kommen harmonisch zu allen Bereichen in deinem
Lebensumfeld aus: Familie, Beruf, Lebensaufgaben, Freizeit.
Jede Zelle in deinem Körper, jedes Atom, jeder Gedanke,
jede Erinnerung und jede Vorstellung beginnt sich harmonisch
auszurichten. Wann immer dir Widerstände oder Disharmonien
bewusst werden, schicke ein klärendes CR Symbol.
Je harmonischer du selbst dich ausrichtest, umso
harmonischer reagiert dein gesamtes Lebensumfeld auf dich.
Wenn sich alles so einigermaßen gut anfühlt,
gehe mit deiner Aufmerksamkeit in die Spitze deiner
persönlichen Licht-Pyramide und darüber hinaus in die
Spitze der großen Lichtpyramide.
Nimm auch hier das 1. Reiki-Symbol CR und
das 3. Reiki-Symbol HS zu Hilfe.
Bitte nun darum, dass dir all jene Information zufließt, die du in
deinem Leben brauchst, um deine Beziehungen im Alltag
harmonisch und friedlich zu deinem gesamten Lebensumfeld,
zur gesamten Welt besser und besser aufbauen zu können.
Bitte darum, es möge alles zum höchsten Wohle von dir selbst,
von jedem Einzelnen und dem Großen Ganzen geschehen.
Aktiviere dazu ein großes SHK-Symbol
in der Spitze der Licht-Pyramide.
Verweile nun in Stille und Meditation.
Beende mit einem Dankgebet und löse die Pyramiden auf.*

Übung:

Aktivierung des höchsten Bezugspunktes

Umgib dich mit dem 1. Reiki-Symbol CR.
Visualisiere deine Lichtkegelpyramide (Oktaeder).
Verbinde dich mit deinem Höheren Selbst und deiner Seele.
Nimm dich wahr als subjektives, einzigartiges Lebewesen, das mit der allerhöchsten kosmischen Quelle der Weisheit, mit Gott, verbunden ist.
Richte deine Aufmerksamkeit in deine Umgebung und deine Lebensumstände hinein.
Visualisiere über jedem Lebewesen und jedem Gegenstand, der dir wichtig ist, eine Lichtpyramide und nimm mit dem göttlichen Funken, der in jedem Herzen und in jedem Atom als schöpferische Energie schwingt, bewussten Kontakt auf, mit Achtsamkeit und Liebe.
Du kannst den Kontakt verstärken, indem du auf liebevolle Weise das 1. Reiki-Symbol CR als Geschenk anbietest.
Aktiviere das morphogenetische Beziehungsfeld, visualisiere eine große Lichtpyramide über all den kleinen Lichtpyramiden.
Verstärke mittels des 1. Reiki-Symbols CR und des 3. Reiki-Symbols die Reiki-Energie zum höchsten Wohle jedes Einzelnen und des Großen Ganzen und bitte um harmonische Ausrichtung aller Beziehungen, die die Subjekte und Lebewesen in deiner Umgebung zu dir und zueinander haben.
Damit erweckst du in jedem einzelnen Menschen, in der Natur, in jedem Projekt, jedem Geschäft, jeder Produktion die höchste Schwingung und den höchst möglichen Bezugspunkt.
In der Spitze der großen Lichtpyramide fließen alle Informationen zusammen.
Zeichne dazu ein großes SHK Symbol in die Spitze der Licht-Pyramide. Verstärke nun mittels der Reiki-Symbole den Energiefluss von der Spitze deiner Lichtpyramide zur Spitze der großen Lichtpyramide und bitte darum, dass alle Informationen, die wichtig sind, um Liebe und harmonisches Wachstum zu unterstützen, dir und allen anderen zufließen möge.

Spüre, wie die Schwingung der Klarheit,
der Harmonie und Liebe sich auszubreiten beginnt.
Verweile in Stille und Meditation.
Beende mit einem Dankgebet und löse die Pyramiden auf.

Übung
Harmonisierung der vier Elemente

Umgib dich mit dem 1. Reiki-Symbol CR.
Begib dich in deine Lichtkegelpyramide (Oktaeder).
Verbinde dich mit deinem Höheren Selbst und deiner Seele.
Bitte die Reiki-Energie in dir die Elemente Wasser, Luft,
Feuer und Erde harmonisch auszugleichen.
Konzentriere dich zuerst auf deinen Körper.
Reiki gleicht alle Elemente in deinen Atomen und Zellen im
gesamten Körper, aber auch in deinem Geist und in deinen
Gefühlen, in deinen Chrakras und in deiner Aura aus.
Lasse dazu in intuitiver Reihenfolge die Reiki-Symbole
CR, HS und SHK durch deinen Körper schwingen.
Aktiviere die Reiki-Symbole dreidimensional in und über dir.
Warte solange, bis du dich ruhig und harmonisch fühlst.
Konzentriere dich dann auf deine Emotionen und Gefühle.
Bitte Reiki darum, auch in deinen Gefühlen und Emotionen
die Elemente Feuer, Wasser, Luft und Erde auszugleichen.
Lasse in all deine Emotionen und Gefühle die
drei Reiki-Symbole in intuitiver Reihenfolge einfließen.
Wenn du das Bedürfnis hast deinen Gefühlen durch weinen,
lachen, schreien, schütteln oder tanzen
Ausdruck geben zu wollen, so tue dies.
Bewegung lockert Blockaden.
Konzentriere dich dann auf deine Gedanken, Erinnerungen,
das Bewusste und das Unbewusste in dir.
Bitte Reiki die Elemente auszugleichen in allen mentalen

Ebenen der Vergangenheit, der Gegenwart und der Zukunft.
Lasse in all deine mentalen Gedankenräume und Gedankenfelder die drei Reiki-Symbole in intuitiver Reihenfolge einfließen.
Warte solange, bis du dich frei und leicht fühlst.
Beende mit einem Dankgebet und löse die Pyramide auf.

Die Angst erlösen

Bitte überlege dir einmal, was dich daran hindert dir selbst und anderen Menschen Freiheit zuzugestehen, dir selbst und anderen Menschen Kompetenz und Verantwortung zu übertragen. Wenn du da ganz grundlegend ehrlich bist, dann wirst du erkennen, dass es nur die Angst ist, die dich daran hindert. Hinter all unseren wirtschaftlichen, politischen und rechtlichen Bereichen, die so kompliziert, bürokratisch und freiheitsraubend uns einengen, die so disharmonisch geworden sind, steht als Ratgeber die Angst. Hinter allen wirtschaftlichen, politischen und rechtlichen Bereichen, die in unserer Kultur und Gesellschaft reibungslos und gut funktionieren, steht als Ratgeber das Vertrauen. Verträge, egal ob geschäftlicher oder privater Natur, funktionieren nicht, weil ein cleverer Rechtsanwalt sie so gut formuliert hat - Verträge funktionieren, wenn die Vertragspartner einander vertrauen. Vertrauen verschenkt man aber nicht blind, um vertrauen zu können braucht es Verantwortungsbewusstsein und Kompetenz - also auch Fachwissen. Wenn du prüfen willst, ob du jemandem vertrauen kannst, dann überprüfe seine Fähigkeiten, seine Kompetenz und sein Verantwortungsbewusstsein.

Das größte Problem unserer Zeit ist die latente Existenzangst, die die meisten Menschen wie ein Schreckgespenst verfolgt. Nur durch die Existenzangst können Menschen ausgebeutet und abhängig gemacht werden. Die Angst ist auch die Ursache vieler Krankheiten und Disharmonien in unserem Leben.

Erlöse deine Ängste, auch deine gut versteckten und verdrängten Ängste. Wie? Ganz einfach, in dem du der Angst ins Gesicht blickst. Sehr selten ist in unserem Leben Konfrontation wirklich notwendig - meistens ist Kooperation sinnvoller, doch in Sachen Angst ist Konfrontation das beste Mittel um die Not zu wenden. Wenn du dich deiner Angst stellst, bekommst du die Kraft der Gefahr zu entgehen. Wenn wir in die Existenzangst hineinschauen, bis auf den Grund, dann sehen wir am Ende einer langen Kette von Prestigeverlust, Arbeitslosigkeit, Armut, Schmerz und Hunger den Tod. In jeder Angst und Bedrohung ist es der Tod, der ganz hinten scheinbar auf uns lauert. Wollen wir daher die Angst erlösen, dann müssen wir uns mit dem Tod und mit dem Leben beschäftigen. (Ausführliche Kapitel in meinem Buch *„Friede sei mit mir, Lichtorden Erzengel Hanael im Dienste der Menschheit“.*)

Der Tod ist kein böser schwarzer Gesell, nein, er ist Gnade und erschließt uns das jenseitige Leben und die Ewigkeit. Wenn du es einmal geschafft hast, dem Tod solange in die Augen zu schauen, bis du die Gnade erkannt hast, dann wird die Angst von dir weichen und du erkennst, dein Leben liegt in Gottes Hand. Von Gott kommt der erste und der letzte Atemzug und alle Atemzüge dazwischen. Willst du die Angst überwinden, den Tod überwinden, dann wende dich Gott zu. Lege dein Leben in Gottes Hand, folge dem göttlichen Willen.

Übung:
Angst erlösen

Visualisiere eine Lichtpyramide über dir.
Verbinde dich mit deinem Höheren Selbst und deiner Seele.
Hülle dich in das 1. Symbol CR ein.
Du kannst die dreidimensionale Anwendung benutzen.
Setze dich ruhig und entspannt hin und richte deine Aufmerksamkeit nach innen.
Betrachte deine Lebenssituation und achte auf deine Gefühle.
Wann immer Angst in dir spürbar wird, nimm diese Angst an.
Beobachte genau, wovor du in Wirklichkeit Angst hast.
Schau deiner Angst in die Augen, gehe ihr auf den Grund.
Unterstütze dich durch die Anwendung des 1. Symbols CR in Kombination mit dem 2. Symbol SHK.
Wenn du bereit bist die Angst loszulassen, visualisiere in deinen Händen eine violette Schale und lege all deine Angst hinein.
Übergib diese Schale an Reiki und an die Engel.
Zeichne so oft die drei Reiki-Symbole über deine Hände, bis sich die violette Schale mit all deinen Ängsten darin in weißem Licht vollkommen aufgelöst hat.
Beende die Übung mit einem Dankgebet.
Leg dich entspannt zurück und gib dir eine Reiki-Eigenbehandlung.

Deinen Platz einnehmen

Jedem Wesen, jedem Baum, jedem Tier, jedem Menschen wird mit seiner Geburt ein Platz auf Erden eingeräumt. Als bewegliche Wesen verändern wir unsere Standorte, trotzdem brauchen wir einen sicheren Platz - einen Ort, wohin wir gehören, wo wir uns wohlfühlen und wo wir unsere Fähigkeiten entfalten können. Zuallerserst solltest du dir daher des Ortes in dir selbst bewusst werden. Das Zentrum des Lichttempels in dir ist dein Herzzentrum in Verbindung mit allen Chakras und mit dem Hara - der inneren Mitte. Pflegst du diesen *inneren Ort*, so wird sich auch dein *äußerer Ort,* deine Wohnung, dein Arbeitsplatz leichter harmonisch ausrichten lassen. Wer sich selbst nur in der Außenwelt sucht und dort verwirklichen will, wird ein unsteter Wanderer sein, der nirgends Fuß fassen kann. Wenn du im Beruf, in der Familie, in der Gesellschaft erfolgreich sein willst, dann musst du deinen Platz einnehmen und gleichermaßen lernen dich abzugrenzen, wie auch die Grenzen und Plätze anderer Menschen und Wesen zu respektieren. Opfer- und Täterspiele sind nur möglich, wenn wir unseren Platz nicht einnehmen und schützen oder über die Grenzen anderer in deren Gebiet und Platz eindringen.

Diese Übertretungen können unbefugtes Eindringen in eine Wohnung, eine Privatsphäre, einen Schreibtisch, ein Briefgeheimnis, ein anderes Land und dergleichen sein. Die Übertretung kann aber auch eine energetische sein, wenn jemand in die Aura eines anderen Menschen eindringt - sogenannte Energieschmarotzer, oder wenn jemand psychische Gewalt ausübt, Manipulation, Fremdsuggestion oder schwarze Magie. Doch niemand kann dir nachhaltig schaden, wenn du gelernt hast dich zu schützen und selbst keinerlei Grenzüberschreitungen machst oder gemacht hast. Manches hängt uns noch aus anderen Inkarnationen nach und manches erleben wir einfach um zu wachsen und um unsere Fähigkeiten der Lichtarbeit anwenden zu lernen.

Im Beruf ist es auch sehr wichtig, dass wir *unseren Platz* tatsächlich einnehmen. Das heißt, wir müssen unseren Arbeitsplatz gut pflegen und mit Dankbarkeit und Sorgfalt einnehmen. Heute spricht jeder vom *Job* und vom *Jobben* - das ist so eine Art beiläufiger Tätigkeit, halbherzig, um schnell mal ein bißchen *Kohle* einzufahren. Wen wundert da, dass es kaum noch gute, sichere Arbeitsplätze gibt und wen wundert, dass die *Kohle* da nie reicht. Geld ist an sich eine heilige Sache - machen wir *Kohle* oder *Knete* oder *Zaster* daraus, dann ziehen wir die Schwingung herunter in einen Bereich des sorglosen, oberflächlichen oder auch unfairen, egoistischen und suchtbeladenen Umgangs.

Der Wert der Arbeit ist das, was Anstrengung erfordert - das, was unsere Fähigkeiten und unsere Kreativiät herausfordert. Und diese Herausforderung ist es, was uns am Abend glücklich, zufrieden und vielleicht auch stolz auf unsere Leistung sein lässt. Jobben alleine erzeugt latente, oft unbewusste Unzufriedenheit mit mangelndem Selbstwertgefühl. Es liegt in der Natur des Lebens sich als gut, stark und wertvoll beweisen zu wollen - unterdrücken wir diesen Urinstinkt oder leben wir ihn negativ aus, dann werden wir leicht krank und unglücklich.

Sobald du deine Gedanken änderst und nicht mehr sagst, dass du einen Job suchst, sondern sagst, dass du einen guten und sicheren Arbeitsplatz suchst, an dem du dein Können und deine Kompetenz beweisen kannst, ändert sich deine Energie, deine Ausrichtung und deine Schwingung. Du hast dann auf alle Fälle mehr Chancen einen der raren, sicheren und gut bezahlten Arbeitsplätze zu bekommen als vorher. Es ist okay mal schnell ein bißchen zu *jobben* um Geld für das Studium zu verdienen, aber du musst wissen, was du wirklich willst und auch dein Arbeitgeber braucht Klarheit. Er muss wissen, ob er sich auf dich auch wirklich verlassen kann. Beobachte dich selbst in nächster Zeit also gut. Kontrolliere deine Gedanken, deine Worte und Vorstellungen. Nimm deinen Platz ein, in der Familie, in der Gesellschaft, im Beruf.

Übung:
Deinen Platz einnehmen

Visualisiere eine Lichtpyramide über dir.
Verbinde dich mit deinem Höheren Selbst und deiner Seele.
Hülle dich in das 1. Symbol CR ein.
Du kannst die dreidimensionale Anwendung benutzen.
Setze dich ruhig und entspannt hin und richte deine Aufmerksamkeit nach innen.
Nimm deinen Platz ein, hier und jetzt in dieser Meditation.
Umhülle dich selbst und deinen Platz mit dem 1. Symbol CR.
Dehne dann langsam deinen Platz so weit aus, wie es der göttlichen Ordnung entspricht.
Sei achtsam um nicht einen Übergriff in den Raum anderer zu machen.
Gehe mit deiner Aufmerksamkeit dein gesamtes Lebensumfeld durch und versuche herauszufinden, welcher Platz dir zusteht: in deiner Familie, in deiner Nachbarschaft, in deinem Freundeskreis, in deinem Beruf, in deiner Stadt, in deinem Land, auf deinem Kontinent, auf der Erde und im Universum.
Arbeite sehr achtsam mit dem 1. Symbol CR.
Da, wo du unsicher bist, bitte das 1. Symbol die Grenzen für dich festzusetzen zum höchsten Wohle aller.

Konzentriere dich auch ganz besonders auf deine beruflichen Belange und Projekte.
Gib allen Projekten und Produkten, für die du kompetent und verantwortlich bist, den Platz, der ihnen in der göttlichen Ordnung zusteht.
Umhülle all deine Projekte und Produkte mit allen drei Reiki-Symbolen CR, SHK und HS dreidimensional.
Beende dann die Übung mit einem Dankgebet.
Leg dich entspannt zurück und gib dir eine Reiki-Eigenbehandlung.

Grenzen setzen & neue Räume schaffen

Gerade in unserer Zeit der Globalisierung, wo die Grenzen gefallen sind - Staatsgrenzen ebenso wie Währungsgrenzen, ist es zunehmend wichtig die eigenen persönlichen Grenzen zu wahren und zu beschützen. In dieser Zeit der Globalisierung, in der ein großer gemeinsamer globaler Wirtschaftsraum entstanden ist, ist es notwendig neue individuelle, lokale Freiräume zu schaffen, um nicht der Abhängigkeit und Ausbeutung zum Opfer zu fallen. In deiner spirituellen Entwicklung ist es auch sehr wichtig, deine neue feine, harmonische Schwingung zu schützen und dich da abzugrenzen, wo andere Menschen in deine Aura, deine Gedankenwelt, deine beruflichen und privaten Interessen eindringen. Es ist auch ratsam sich gegen die negative Schwingung und Minusspirale der großen morphogenetischen Felder des Massenbewusstseins abzugrenzen, um neue Schwingungsfelder der Liebe, der Freiheit und der Fairness aufbauen zu können. Dieses Abgrenzen hat natürlich zwei Enden: die eigene Grenze kann nur soweit geschützt und gewahrt werden, als wir bereits fähig und willens sind, die Grenzen anderer Menschen und Lebewesen zu respektieren. Auch hier unterstützt uns das kosmische Gesetz in dem Maße, in dem wir unsere Integrität aufbauen. Integrität bedeutet, was man selbst nicht will auch keinem anderen anzutun!

Übung:
Grenzen setzen

Diese Übung solltest du inmitten des Alltags ausführen.
Sobald du das Bedürfnis der Abgrenzung spürst,
stellst du geistig zwischen dich und andere Menschen
ganz groß das 1. Reiki-Symbol CR und
nennst innerlich dazu das Mantra dreimal.
Das CR-Symbol wirkt hier wie eine Lichtwand, die
Beeinflussungen und energetische Übergriffe abwehrt.
Möglicherweise musst du während einer Besprechung das
CR immer wieder wiederholen.
Zur Abgrenzung gegenüber anderen Schreibtischen,
Büros, Nachbarn beispielsweise verwendest du ebenso
ganz groß das 1. Symbol CR.
Du kannst so deine Wohnung und jedes Lebensfeld abgrenzen.
Auch die Räume deiner Kompetenz kannst du so abgrenzen
und gleichzeitig in der Schwingung anheben.
Visualisiere die Lichtpyramide darüber und aktiviere das
3. Symbol HS eventuell dreidimensional.
Wenn du so arbeitest, entstehen automatisch neue

morphogenetische Beziehungsfelder und neue Räume.
Nimm dir Zeit für Fernreiki-Sendungen.
Sende Fernreiki in alle liebevollen energetischen Strukturen,
damit unterstützt du die Verbindung lichtvoller Handlungen
in der Harmonie der Blume des Lebens.
So entsteht eine Vernetzung von Menschen, Geschäften und
Aktivitäten, die bereit sind in Liebe und Fairness zum
höchsten Wohle aller zusammenzuarbeiten.
Aktiviere über allem die doppelte Lichtpyramide mit dem
HS-Symbol in der Spitze.
Auf wunderbare Art und Weise entstehen gute Kontakte
in Geschäftsangelegenheiten, Beruf, privatem und
gesellschaftlichem Leben.
Neue Räume tun sich auf.

Die Minusspirale stoppen

Das Denken der meisten Menschen in unserer westlichen Gesellschaft ist negativ orientiert. Eine Form gedanklichen und emotionalen Nihilismus hat sich breit gemacht. Es ist nicht ganz leicht diese Spirale in uns wirklich zu stoppen. Immer wieder entdecke ich bei mir selbst, wie leicht und wie schnell sich ein negativer Gedanke oder eine negative Bewertung einschleichen. Meistens versuchen wir einen negativen Gedanken durch einen positiven Gedanken zu ersetzen, doch beides, das Negative und das Positive sind Teil ein und derselben Ganzheit, die wir als Polarität erleben. Die meisten Menschen versuchen dem Negativtrend - Pessimismus, Krankjammern und Billigtrend - insofern zu entkommen, als sie positives Denken dazu benutzen wollen, schnell mal reich und schnell mal gesund zu werden. Doch so funktioniert es nicht. Affirmationen können uns zwar helfen, um in uns ein positives Klima zu erschaffen, doch autosuggestive Affirmationen können auch wie eine Hypnose wirken, die dem Hypnotisierten vorgaukelt die saure Zitrone sei eine süße Orange - die Zitrone bleibt dabei aber Zitrone. Wir stoppen die Minusspirale erst, wenn wir uns mit allem was ist versöhnen und die Polarität in uns in die Einheit heben. Das heißt, wenn du ein Geschäft beginnst und du schließt in deinen Gedanken einen Misserfolg als undenkbar aus, dann begibst du dich in eine Scheinwelt! Erst wenn du deine Misserfolge zu Bestandteilen deiner Erfolge machst, wirst du wirklich Boden unter den Füßen spüren und hast dir eine Plattform gebaut, die tatsächlich die Minusspirale stoppt.

Der Zauberspruch lautet:

„Ich akzeptiere immer das, was wirklich ist. Denn das, was ist, zeigt mir, wo ich stehe und was ich zu lernen habe!"

Übung:
Minusspirale stoppen

Diese Übung solltest du inmitten des Alltags ausführen.

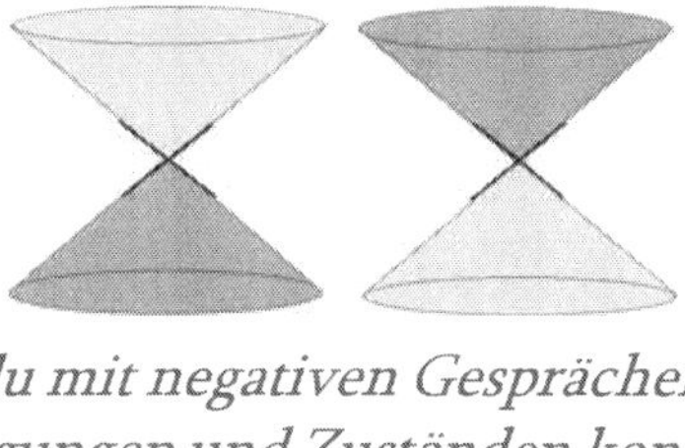

Wann immer du mit negativen Gesprächen, Nachrichten, Umweltbedingungen und Zuständen konfrontiert wirst, visualisiere darüber eine doppelte Lichtkegelpyramide und

noch eine Lichtkegelpyramide darüber, so dass beide mit der Spitze zusammenstoßen.
Drehe dann liebevoll die Pyramiden um, so wie man eine Eieruhr umdreht. Aktiviere das 1. Symbol CR und das 3. Symbol HS und bitte darum, dass Liebe, Freiheit und harmonische Schwingungen der Hoffnung und Zuversicht wachsen und die Minusspirale zum höchsten Wohle aller gestoppt wird.
Gib keine äußere Energie in Negativität - setze aber in dir Herzenskraft ein, damit Negatives sich nicht ungehindert weiter ausbreiten kann.
Kämpfe nicht außen, aber verteidige dein Ideal innen mit dem heiligen Lichtschwert.
Hüte die Ideale und die Ethik in allen Lebensbereichen.
Segne das Gute und auch das Schlechte, aber grenze dich zum Schlechten hin ab.
Stärke stets das Gute durch deine liebevolle Achtsamkeit und Hinwendung.

Genauso kannst du es machen, wenn du in Berührung kommst mit staatlichen, geschäftlichen oder privaten Organisationen und Menschen, die generell Macht ausüben. Vertraue, dass alles sich zum höchsten Wohle entwickelt. Handle und manage die Energien um dich bewusst - das ist dein Teil der Verantwortung, die du für die Welt übernimmst. Denke immer daran, wenn niemand diese Lichtarbeit in eigener Verantwortung tut, dann beherrschen Machtmenschen die Welt und alle morphogenetischen Felder. Lichtarbeit bedeutet weder Beeinflussung, noch unbefugtes Eindringen in Bereiche anderer, sondern Lichtarbeit bedeutet, in jenen Bereichen die *Allgemeingut* sind, eine positive und liebevolle Schwingung aufzubauen und zu schützen. Wir dürfen nicht vergessen, dass die

Elemente, aus denen alles aufgbaut ist, Allgemeingut sind. Feuer, Wasser, Luft und Erde stehen allen Lebewesen als freie Energielieferanten zu. Lichtarbeit bedeutet Ideale zu leben. Reiki führt und leitet dich.

Kompetenz & Verantwortung

Ein Mensch, der keinen Bereich hat, in dem er sich kompetent und verantwortlich fühlt, der keine Freiheit am Arbeitsplatz, in Familie und Gesellschaft eingeräumt bekommt, der kann sein Potenzial und seine Fähigkeiten nicht leben. Schon den Kindern sollte von den Eltern, aber auch in den Schulen und Ausbildungsstätten viel mehr Freiraum für Kompetenz und Verantwortung gegeben werden. Leider ist unsere westliche Gesellschaft von Normen und Regeln dermassen eingegrenzt, dass für Kompetenz und Eigenverantwortung ein zu kleiner Spielraum bleibt. Massenbevormundung ist das Ergebnis. Es ist daher unser aller Aufgabe, die Eigenverantwortlichkeit des einzelnen Bürgers wieder anzuheben und die Kompetenz durch Wissen, Bildung und ethische Erziehung zu stärken.

Weder ein Wirtschaftssystem, wie das der großen Konzerne und Finanzstrategen, noch ein politisches oder juristisches Staatsgefüge oder eine Ärzteschaft sollte derart seine Bürger bevormunden, wie es in unserer Gesellschaft leider zunehmend geschieht. Das raubt dem einzelnen Menschen nicht nur Freude, Antrieb und Kreativität, sondern verführt auch zu der Irrmeinung, der Staat oder irgendjemand könne durch Verordnungen die Bürde der Verantwortung von den Schultern des Einzelnen nehmen. Doch der Staat sind wir selbst. Jeder einzelne Bürger bestimmt als individueller Teil der Bevölkerung die Qualität, Kultur und Ethik eines Staates. Nach dem kosmischen Gesetz ist jeder Mensch für sich selbst verantwortlich. Das kosmische Gesetz zwingt uns ganz ungefragt in diese Verantwortung, wenn wir nicht freiwillig den Pfad der Erkenntnis von Ursache und Wirkung beschreiten. Wir müssen auch bedenken, dass die Absichten jener, die uns unter Vorgaukelung des Schutzes oder anderer rechtsstaatlicher und wirtschaftlicher Maßnahmen die Kompetenz absprechen, unsere persönliche Freiheit beeinträchtigen, nicht immer edle und tatsächlich fürsorgliche sind. Nur zu oft stehen hinter sogenannten *schützenden öffentlichen Maßnahmen* die Bestrebungen nach totaler Kontrolle, Machtgewinn, Machterhalt und Profit. Indem man die Bürger für schutzbedürftig erklärt, entzieht man ihnen subtil mit falschen Versprechungen die Fäden der Verantwortung, Selbstbestimmtheit und Freiheit. Ein Heer von modernen Konsumsklaven ist das Ergebnis.

Doch wieder liegt es an dir, ja an dir, dem einzelnen Menschen ganz persönlich, ob du aus dir so einen modernen Jobsklaven und Sklavenbürger machen lässt. Das kosmische Gesetz unterstützt deine Freiheit, deine Kompetenz und deine Eigenverantwortung, sobald du dich zu deiner wahren Größe aufzurichten beginnst und die Fäden deines Lebens eigenverantwortlich ordnest und lenkst. Berufliche Kompetenz ist nicht ohne gute Ausbildung, Fachwissen, Erfahrung und ehrliches Bemühen möglich. Gesellschaftliche Kompetenz ist nicht ohne Integrität, Authentizität und Ethik möglich. Kompetenz, Verantwortung und Gewissen gehen Hand in Hand voran und deine Schwingung steigt an, je ehrlicher du dich dem Lichte der Fairness und Liebe zuwendest. Lass dich bitte so leicht nicht manipulieren, weder am Arbeitsplatz noch in der Gesellschaft oder vor Wahlen und auch nicht in der Medizin. Ich erwähne hier den medizinischen Bereich, denn da geht es wirklich um deine nackte Haut, dein Leben steht auf dem Spiel. Es geht einen Dritten überhaupt nichts an, welchem Arzt oder Heiler du deinen Körper anvertraust, über dein Leben und deinen Körper solltest du selbst volle Verantwortung übernehmen - du brauchst keinen Vormund aus der Ärztekammer, Pharmaindustrie oder sonst einer Organisation. Welchen Partner du dir suchst - privat, geschäftlich oder im Bereich der Heilung, das ist eine Sache zwischen dir und jenem Menschen, dem du vertraust. Gibt es Schwierigkeiten, dann kannst du selbstverständlich rechtliche Maßnahmen ergreifen. Aber kein Dritter, der sich aus Konkurrenzgründen oder wegen Machterhaltung benachteiligt fühlt, sollte dir den Zuganz zu Heilpflanzen, alternativen und ganzheitlichen Behandlungsformen verwehren können. Wir müssen unser *Volksheilwissen* schützen. Das Gleiche gilt für die Güter unserer Erde und deren Energie. Wir sollten uns vor allem den Zugang zur freien Natur, den Pflanzen und zur freien Energie und den Elementen nicht nehmen lassen. Pharmafirmen rupfen Pflanzen rund um die Erde aus, analysieren sie und schützen sich alle Markenrechte auf die Pflanzen. Das steht in krassem Widerspruch zum kosmischen Gesetz und wir können es mit Lichtarbeit verändern und Natur und Pflanzenwelt als Allgemeingut schützen. Nur müssen wir es tun! Es liegt in unserem freien Willen und unserer Verantwortung. Das kosmische Gesetz steht über dem juristischen Gesetz - das bedeutet, wenn du und ich in reinster Absicht unseren Anspruch am Allgemeingut einfordern, dann hat - wenn wir karmafrei sind - kein Gericht der Welt die Macht uns zu unterdrücken. Freilich ist dazu die abgeschlossene Entwicklung unseres Lichtkörperprozesses und unserer Meisterschaft nötig.

Wenn es auch noch nicht so weit ist, beginne jetzt! Du bist ein freier Mensch! Nimm deinen Platz der dir kosmisch zustehenden Freiheit ein, dann wird deine Kompetenz proportional zu deinem Verantwortungsbewusstsein, deinem Wissen und Können wachsen. Das Universum unterstützt dich sobald du aufwachst, aus der trügerischen Bevormundung der anderen aussteigst und selbst Verantwortung übernimmst.

Übung:
Kompetenz & Verantwortung

Visualisiere eine Lichtpyramide über dir.
Verbinde dich mit deinem Höheren Selbst und deiner Seele.
Hülle dich in das 1. Symbol CR ein.
Du kannst die dreidimensionale Anwendung benutzen.
Setze dich ruhig und entspannt hin und richte deine Aufmerksamkeit nach innen.
Überprüfe in dir, in welchen Lebensbereichen du kompetent bist und was alles in deiner Verantwortung liegt und was in der Verantwortung anderer Menschen liegt.
Gib zunächst all das ab (zurück), was nicht in deiner Verantwortung liegt.
Visualisiere dazu eine Achterschleife, sodass du dich selbst mit deinem Lichtkreis darin befindest. Lasse das 1. Symbol CR die Achterschlaufe entlanggleiten - im Uhrzeigersinn um dich.
Bitte dann jene Person (Organisation) in die vor dir liegende zweite Achterschleife und übergib liebevoll, aber bestimmt, was du zu übergeben hast.
Gut ist es das auch laut auszusprechen.
Beispiel:
„Martin Maier, ich übergebe dir das Projekt xy in deine alleinige Verantwortung - da du mir keine Kompetenz und keinen Freiraum für die Realisierung dieses Projektes eingeräumt hast.

Ich wünsche dir Glück und Erfolg".
Schieb dann die ganze Sache geistig hinüber und grenze dich sehr klar mit einem CR-Symbol und dem Mantra ab.
Trenne die Achterschleife im Schnittpunkt.
Konzentriere dich auf Bereiche, die wirklich in deiner Kompetenz und Verantwortung liegen.
Sende Fernreiki in diese Bereiche.
Erkläre dich bereit, deine Kompetenz sorgfältig zu erfüllen und volle Verantwortung zu übernehmen.
Beispiel:
„Ich, Gudrun Bauer, bin bereit für das Projekt xy volle Verantwortung zu übernehmen. Ich bin bereit mein ganzes Wissen und Können mit Sorgfalt einzusetzen, damit das Projekt zum höchsten Wohle aller gedeihen kann. Ich bitte die göttliche Quelle und das ganze Universum mich zu unterstützen. Danke."
Aktiviere nochmals die Lichtpyramide mit dem 3. Symbol HS und bitte darum, dass alle wichtigen Informationen dir zugeleitet werden.
Beende mit einem Dankgebet.

Herzenskraft einsetzen

Offensichtliche Feindschaft, Gewalt und Aggression im Beruf, im Privatleben, in einer Gesellschaft sind eine schlimme Sache. Doch man weiß, woran man ist und kann sich schützen und abgrenzen. Schwieriger ist es bei Falschheit, Hinterlist, Scheinheiligkeit und im schwarzmagischen Bereich. Aber hab keine Angst! Gerade in den subtilen Bereichen der Macht ist die Basis von Macht immer die Angst. Wenn du keine Angst hast, dann kann man dich nicht gängeln. Setze deine Herzenskraft und Aufrichtigkeit ein. Je krimineller, scheinheiliger und falscher uns jemand begegnet, umso wichtiger ist es vollkommen wahrhaftig, ehrlich und aufrichtig zu sein und sich mit aller Klarheit abzugrenzen. Die Problematik der derzeit an der Spitze der regierenden Staatsoberhäupter rund um den Erdball ist, dass sie die Politik der Waffen vor die Politik der Ethik stellen. Egal ob im Krieg, in der Terrorbekämpfung, im Strafvollzug oder im politischen und wirtschaftlichen Wettbewerb - Macht, Waffen, Ausbeutung von Mensch und Natur sind destruktiv und führen uns alle zusammen tiefer in die Probleme hinein. Ausschlaggebend für den Frieden, die Sicherheit und die Fairness ist das höchste Maß der Ethik. Wenn sich jemand kriminell, terroristisch oder sonst wie schlecht benimmt, ist es unsere Pflicht diesem Menschen gegenüber besonders korrekt zu sein, doch wir dürfen nicht um Haaresbreite von unseren Idealen abweichen. Hier ist wirklich Klarheit, Kontrolle und absolute Konsequenz angesagt. Denn sobald wir auch nur eine kleine Lüge, einen kleinen Betrug durchgehen lassen, verlieren wir bereits Terrain und uns wird damit das Wasser des Lichtes abgegraben. Nur unsere Korrektheit wird vom Kosmos unterstützt.

Gleiches mit Gleichem zu vergelten macht aus einem Verbrecher (einem Verbrecherpräsidenten) zwei! Die aktuellen Kriege zeigen es. Vorrangig wichtig wäre es die juristisch sanktionierte und veranlasste Tötung von Menschen zu stoppen. Egal ob Todesstrafe oder militärische Angriffe, es ist nicht gerechtfertigt auch nur ein einziges Menschenleben zu opfern, geschweige denn tausende Zivilisten und junge Menschen, die als Soldaten verpflichtet werden ohne eine Wahl zu haben. Es ist kosmisch nicht gerechtfertigt als Präventivmaßnahme oder Strafsanktion Haus, Gut und Infrastruktur der Bevölkerung eines anderen Staates zu zerstören. Diese

Machtanmaßung der Waffen und die damit verbundene wirtschaftliche Anmaßung der Rücksichtslosigkeit einer politischen und wirtschaftlichen Lobby ist nicht kosmisch gedeckt. Sag nie mehr, *da könne man nichts tun*, denn wenn du das sagst oder denkst, sanktionierst du niederträchtigen Machtmissbrauch. Setze dein inneres NEIN ein und ziehe deine Lichtgrenze mit den Reiki-Symbolen und der Lichtpyramide! Es bedarf keines Hasses und du brauchst niemanden zu bekämpfen, keinen anderen Staatsbürger, keinen Politiker, keinen Konzern! Es bedarf nur deines Aufwachens, deiner Souveränität, deiner Integrität und Authentizität sowie deines nicht länger Wegschauens. Die stärkste Kraft, die wir haben, ist die Herzenskraft und das ist Liebe mit Klarheit! Keine beschönigende, keine duldende, keine mitleidige Liebe, sondern eine starke Liebe der Klarheit, die das göttliche Licht fördert. Keine Regierung, keine Konzernführung, kein Militärstab kann sich über die Herzenskraft von Bürgern, Konsumenten, Soldaten und deren Frauen hinwegsetzen, wenn wir diese Kraft wirklich ausstrahlen. Wir müssen unsere Verantwortung als einzelner Mensch wieder wahrnehmen, Ideale pflegen und Herzenskraft einsetzen. Egal ob im Kleinen oder im Großen, die kosmische Unterstützung ist uns gewiss. Aber gib Acht, denn jeder Gedanke zählt!

Übung:
Herzenskraft einsetzen

Visualisiere eine Lichtpyramide über dir.
Verbinde dich mit deinem Höheren Selbst und deiner Seele.
Hülle dich in das 1. Symbol CR ein.
Du kannst die dreidimensionale Anwendung benutzen.

Setze dich ruhig und entspannt hin und richte deine Aufmerksamkeit in dein Herzzentrum.
Verbinde dich mit der dreifaltigen göttlichen Flamme in dir.
Stärke diese Flamme, indem du immer wieder das 1. Reiki-Symbol CR aktivierst und das Mantra nennst.
Öffne dein Herzzentrum wie einen Flügelaltar und lasse deine Herzenskraft in dein Leben und deine Mitwelt hinausstrahlen:
Stärke dann die dreifaltige göttliche Flamme in deinem Herzen mit dem 2. Reiki-Symbol SHK und lasse diese Kraft wieder aus deinem Herzen hinausstrahlen.
Aktiviere auf die geiche Art das 3. Reiki-Symbol HS in deinem Herzen.
Wenn du die Übung erweitern willst, kannst du dich mittels Fernreiki mit all jenen Menschen vernetzen, die auch bereit sind ihre Herzenskraft einzusetzen.
So entsteht im morphogenetischen Feld die so dringend benötigte Herzfrequenz der Liebe, Klarheit und Aufrichtigkeit.
Beende die Übung mit einem Dankgebet.
Stärke auch in deinem Alltag deine Herzenskraft durch gute, harmonische Musik - Mozart, Bach, Schubert, Brahms usw.

Geldenergietraining

Wir haben schon besprochen, dass Geld ein Beziehungsspiel ist. Nun wollen wir Geldenergieausgleich in Liebe trainieren. Um einen fairen und gerechten Geldenergieausgleich in unserer Gesellschaft sicher zu stellen ist einiges Umdenken erforderlich. In den vergangenen Jahrzehnten haben sich in Europa zwei polare Ansichten politisch manifestiert: der Kapitalismus und der Sozialismus.

Dabei liegen sowohl Kapitalismus als auch Sozialismus auf ein und derselben Energielinie und bezeichnen lediglich die beiden Enden dieser Polarität als verschiedene Standpunkte. Im Kapitalismus wird das Hauptaugenmerk auf die Gewinnung von Kapital gerichtet, wobei der Einsatz von Geld - als Kapitalanlage - und somit die Verzinsung des Geldes eine wesentliche Rolle spielt. Geld und Kapital haben bedeutet hier Macht haben. Der Sozialismus beschäftigt sich weniger damit Kapital zu erwirtschaften, sondern vielmehr mit der Kontrolle und der Verteilung des Kapitals und diese Kontrolle wird zum Machtmittel Nummer eins. Während in der Gruppe der Kapitalisten die Privatisierung forciert wird, wird in der Gruppe der Sozialisten die Verstaatlichung gefördert. Doch in beiden Systemen liegt die Macht nicht bei den Arbeitern, bei den Angestellten oder bei den kleinen Unternehmern und Gewerbetreibenden, sondern in beiden Systemen bestimmt eine kleine Gruppe, eine politische oder wirtschaftliche Elite über die Finanzen eines Landes, eines Volkes und der ganzen Welt. Wir wissen heute, dass etwa 400 Familien über 80% der Geldmittel in der Welt kontrollieren. Ein Verhältnis von 400 Familien zu 6,5 Milliarden Menschen, die jetzt leben. Verdient wird das Geldkapital aber durch die Arbeit des Einzelnen und durch die Schätze, die Mutter Erde uns liefert. Eigentlich gehören diese Schätze uns allen; wie auch Land, Natur, Wasser, Wind und Sonne, die Elemente uns allen gehören.

Wenn wir darauf warten, dass ein kluger und gerechter Politiker kommen wird um die Geschichte mit der Macht und dem Geld zu bereinigen, dann können wir lange warten. Denn gäbe es diesen Politiker, er hätte in den etablierten Systemen keine Chance. Wir werden nämlich längst schon von Systemen gesteuert, die unsere Väter und Vorväter installiert haben und die über deren Tod hinaus wirksam sind. Manager sind ebenso Austauschware wie Politiker oder Währungsprofis und Arbeiter. Wir müssen die Systeme ändern, dann bekommen Menschen mit Mut, Innovation und Charisma wieder eine Chance die Weltgeschichte ein paar Grade in Richtung Fairness, Frieden und Harmonie mit der Natur zu drehen. Diese Änderung kann aber nicht von oben, staatlich sanktioniert erfolgen, dazu ist die Sache viel zu komplex und verflochten. Die Änderung kann nur über das Umdenken jedes einzelnen Bürgers und jeder einzelnen Bürgerin kommen. Das ist über eine Reinigung der morphogenetischen Felder möglich. Konsequente Lichtarbeit kann dies bewerkstelligen, wenn sie von genügend Menschen praktiziert wird. Ändert sich die Schwingung in den morphogenetischen Feldern, dann ändert sich die Energie, dann ändert sich vor allem die Geldenergie, die uns alle miteinander verbindet. Der Kosmos fördert diese Bereinigung und Lichtarbeit. Die Reiki-Symbole geben uns das Werkzeug in die Hand, das wir brauchen um diese Arbeit der Liebe zu tun.

Du als einzelner Mensch kannst hier und jetzt deinen ganz persönlichen Beitrag leisten, indem du lernst mit Geld vollkommen bewusst, liebevoll, fair und gerecht umzugehen und indem du lernst, die morphogenetischen Felder mit Lichtenergie zu reinigen.

Nach all den Durchsagen, die wir aus höheren Ebenen bekommen haben, zeichnet sich ab, dass wir in Zukunft nicht ein Währungssystem, sondern zwei Währungssysteme haben werden: ein System, das sich im permanenten Umlauf befindet und nicht verzinsbar ist - *„Go-money!“* und ein System, das verzinsbar ist und Kapital aufbaut. Der Austausch von Geld zwischen diesen neuen Systemen kann gesellschaftlich völlig neu geregelt werden. Eine Chance für uns und die Erde! In deinem persönlichen Leben wird es dir viel Glück bringen, wenn du dich ehrlichen Herzens um einen fairen Geldenergieausgleich bemühst. Denn das, was wir in Liebe und Fairness in unsere Umgebung und für unsere Mitbewohner des Planeten Erde einbringen, kommt vielfach zu uns zurück.

Gibst du mit Liebe, dann wirst du auch dein Geld liebevoll bekommen, gibst du aber geizig, knausrig, ungerecht, mit Neid und Mißgunst, dann wirst du dein Geld sehr schwer verdienen müssen und du baust dir Karma auf. Sei sehr achtsam im Umgang mit deinem Geld. Lasse es dir nicht aus der Tasche ziehen, bestimme den Wert selbst, den du fairer Weise für eine Ware geben möchtest und suche den geeigneten Anbieter, der für diesen deinen Gegenwert dankbar ist. Achte darauf, dass Wert und Gabe für beide stimmen, den Erzeuger und den Käufer. Beachte mit welcher Energie Geschäfte arbeiten und welche morphogenetischen Felder sie umgeben. Denn Geiz ist ganz und gar nicht geil, sondern Geiz fällt immer auf dich selbst zurück und bringt dir weder Fülle noch Glück.

Übung:
Geldenergietraining

Diese Übung solltest du inmitten des Alltags ausführen.
Segne jeden Geldschein und jede Münze, die du in die Hand nimmst, indem du das 1. Reiki-Symbol CR darüber aktivierst.
Dadurch wird das Geld von allen negativen Schwingungen gereinigt und mit Licht und Liebe aufgeladen.
Tust du dies, so wird der Geldschein und die Münze gerne zu dir zurückkommen.
Segne ebenso jede Bankomat- oder Kreditkarte und dein Konto.
Gib acht, dass du bewusst über dein Geld verfügst.
Wenn du Schulden hast, dann kläre deine bewussten und unbewussten „Schuldgefühle“ auf - ein Kredit ist keine Schuld, sondern ein Geschäft. Erst wenn du eine Zahlungsvereinbarung nicht fristgerecht erledigst, entsteht Schuld.

Löse finanzielle Verstrickungen in Familie und Partnerschaft. Geld ist eine Energie (Luftelement), Geld braucht Freiheit, Liebe und Dankbarkeit um sich entfalten zu können. Geld braucht klare Vereinbarungen und offene Kommunikation. Schau genau, was du kaufst und segne die Ware ebenso wie die Menschen, die sie erzeugen und damit Handel treiben. Kaufst du Fleisch, dann danke dem Tier, dass es sich dir als Nahrung gibt, danke denen, die das Tier aufgezogen und geschlachtet haben.(Wenn du das nicht kannst, solltest du besser kein Fleisch essen!) Danke den Bäumen und Pflanzen für Korn, Früchte und Gemüse. Danke der Erde, der Sonne und den Elementen. Gib über alle Lebensmittel und Waren das 1.Symbol CR gemeinsam mit dem 3. Symbol HS, um die ganze Kette zu segnen durch deren Hände die Ware ging. Lade dann die Lebensmittel und Waren mit dem 2. Symbol SHK auf um ihre ursprüngliche Schwingung zu stärken. Mache dies mit allen Waren, die du kaufst, vom Putzmittel bis zum Ziegelstein, vom Kleidungsstück bis zum Computer und für alle Menschen, deren Dienstleistung du beanspruchst. Achte darauf mit der Geldenergie immer im Fluss zu sein und lasse keine Rechnungen unbezahlt liegen. Du brauchst heute nicht schon das Geld für übermorgen, vertraue und sei im Fluss der Geldenergie durch faires Geben und Nehmen!

Das Gute stärken statt das Schlechte bekämpfen

Die Energie folgt unserer Aufmerksamkeit - blicken wir auf das Schlechte, beschäftigen wir uns zu sehr mit den Missständen, dann wandert unsere ganze Energie genau in das hinein, was wir eigentlich nicht wollen. Kampf stärkt immer den Gegner. Richten wir unsere Aufmerksamkeit auf das Gute, dann stärken wird das Gute. Aus Schlechtem wird nie etwas Gutes, wenn wir es bekämpfen. Aus Schlechtem wird nur dann Gutes, wenn unsere Liebe groß genug, klar genug und beständig genug ist Gutes zu fördern und Schlechtes zu transformieren.

Setze Motivation ein und sei sparsam mit Kritik. Wer immer kritisiert wird, nimmt Kritik nicht mehr ernst. Stärke das Gute in dir selbst und deinen Mitmenschen. Stärke das Gute in deinen Kollegen und Kolleginnen, in deinen Chefs und Vorgesetzen, ja stärke das Gute in unseren Politikern und lass uns aufhören immer und überall mitzudiskutieren, zu jammern und zu kritisieren. Es besser zu wissen als andere ist leicht. Es besser zu machen als andere ist schon schwerer, doch nur darauf kommt es an. Ergreife deine Chance und mache alles in deinem Leben mit jedem Tag gut, besser, am besten! Gestehe dir selbst und anderen deine Fehler ein. Fehler zu machen gehört zur Arbeit dazu. Wo gehobelt wird, da fallen Späne. Gewinne aus deinen Fehlern deine Stärke, dann bist du ein wahres Vorbild. Mache jeden Abend einen Tagesrückblick, stärke alles Gute dieses Tages, indem du Fernreiki darauf sendest und transformiere alles Schlechte, indem du es in die violette Schale in deinen Händen legst und mit den Reiki-Symbolen auflöst.

Übung:
Das Gute stärken

Visualisiere eine Lichtpyramide über dir.
Verbinde dich mit deinem Höheren Selbst und deiner Seele.
Hülle dich in das 1. Symbol CR ein.

Stärke das Gute in dir, indem du dich selbst liebevoll annimmst. Sende Fernreiki auf all deine wunderbaren Fähigkeiten. Dann leg dich entspannt hin und gib dir selbst eine Reiki-Mentalbehandlung. Aktiviere dazu das 1. Symbol CR auf deinem Hinterkopf und nenne das Mantra einmal dazu. Aktiviere das 2.Symbol SHK auf dem Hinterkopf und nenne einmal das Mantra dazu. Sprich innerlich dreimal deinen Vornamen aus. Aktiviere nochmals das 1. Symbol CR und das 2. Symbol SHK am Hinterkopf und nenne jetzt je dreimal das Mantra dazu. Lasse die Weisheit von Reiki in deinen Mentalkörper und deine Gedankenwelt einströmen. Erlaube dem Guten sich in dir voll zu entfalten. Beende mit einem Dankgebet.

Erfolg-reich-sein ist auf Erfahrung begründet. Auf das SEIN kommt es an. Diese Erfahrung des SEINS ist nicht übertragbar, jeder Mensch muss sie für sich allein machen - welch wunderbare Gerechtigkeit. Sei geduldig mit dir selbst und mit anderen. Trotz bester Vorsätze am Morgen dein Bestes zu geben, kann es vorkommen, dass du am Abend nicht zufrieden bist. Mache das Beste für kommende Tage aus dieser Erkenntnis, du bekommst eine neue Chance! Erkenne, wie reich es dich macht das Leben anzunehmen, als individuelle Erfahrung zum Glück.

Bist du bereit dein Wunder zu leben? Dann lebe dein Leben als ein Gebet.

Namasté,

das Göttliche in mir grüßt das Göttliche in dir in Liebe.

Die Symbole des zweiten Grades

Nichts Wirkliches kann bedroht werden,
nichts Unwirkliches existiert.
Darin liegt der Friede Gottes begründet.
Jesus Christus

Auf den folgenden Seiten findest du die Reiki-Symbole mit den dazugehörigen Mantras bildlich dargestellt. Bitte öffne die Seiten nur in Liebe und mit Respekt vor dem heiligen Wissen.

Genaue Anleitungen zur geistigen Symbolarbeit findest du auch in meinem Buch *„Intuitives Reiki nach Sensei Mikaomi Usui, der 2. Grad - die Symbole und ihre Anwendungen“.*

Das erste Symbol

kosmisch

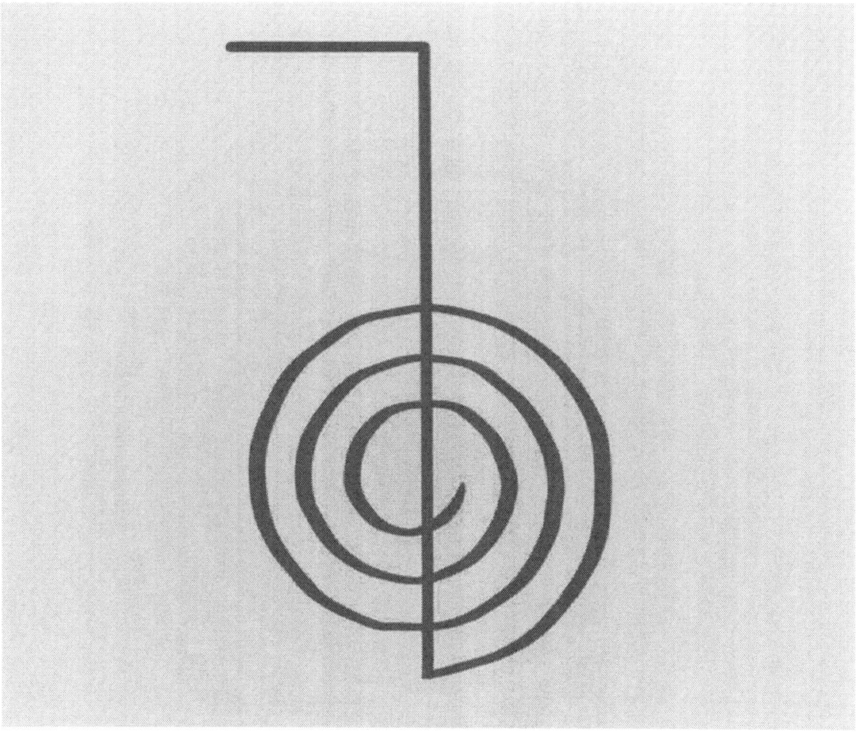

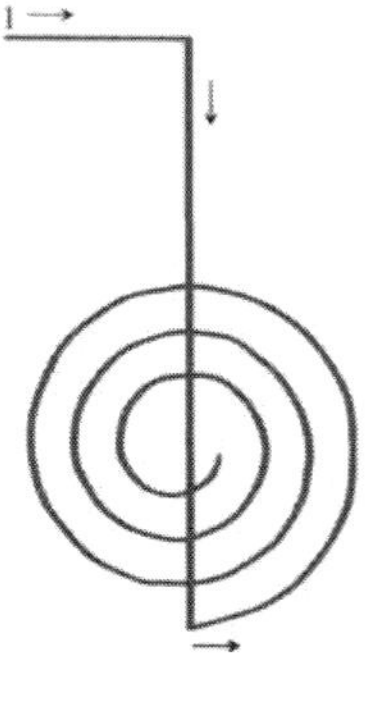

Cho Ku Rei

Das erste Symbol

biologisch

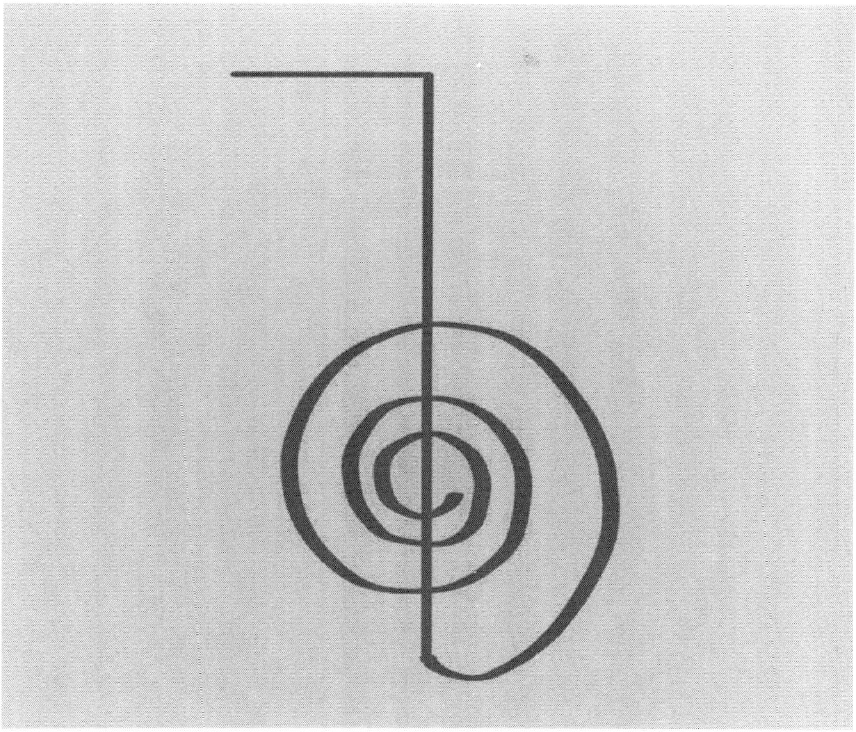

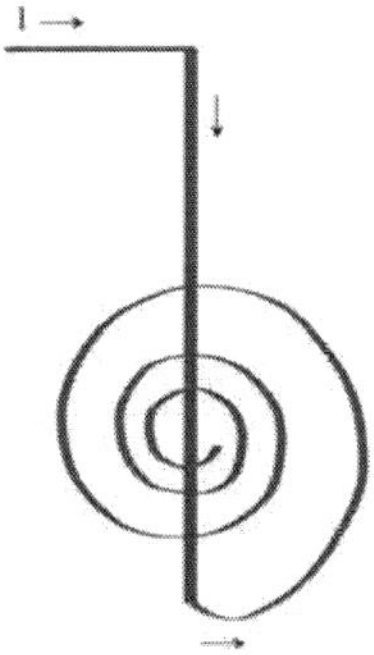

Cho Ku Rei

Das zweite Symbol

kosmisch

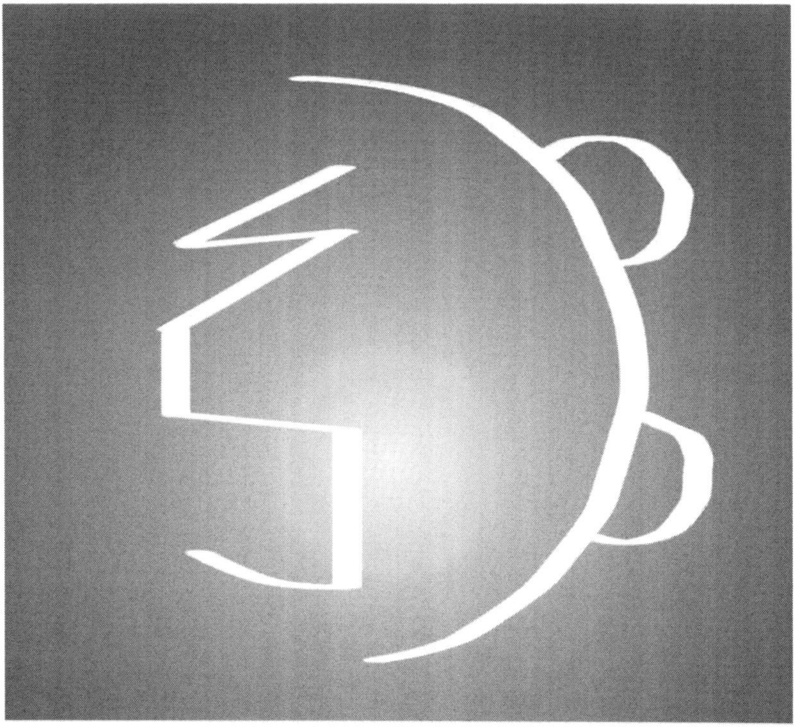

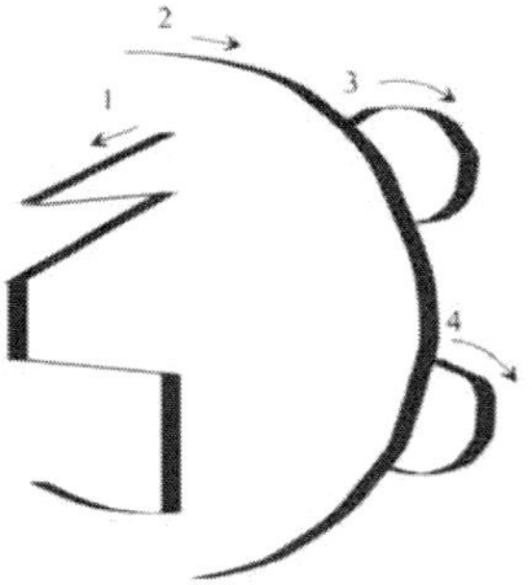

Sei He Ki

Das zweite Symbol

biologisch

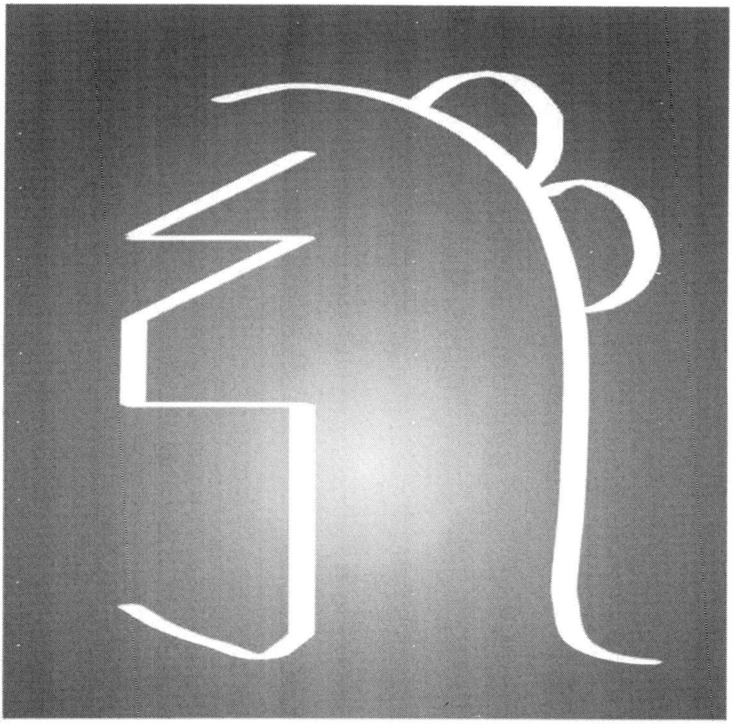

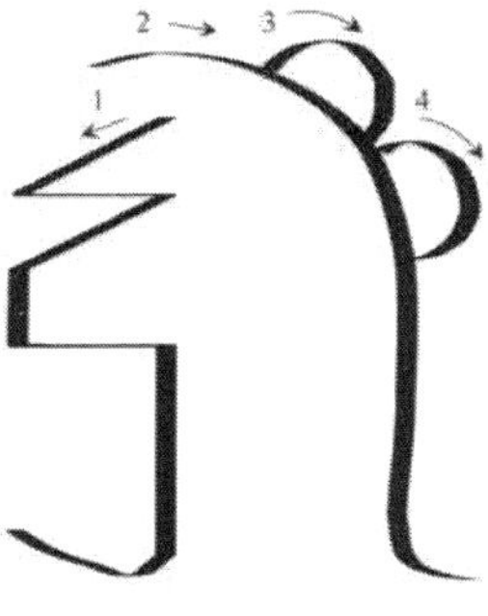

Sei He Ki

Das dritte Symbol

22 Zeichen

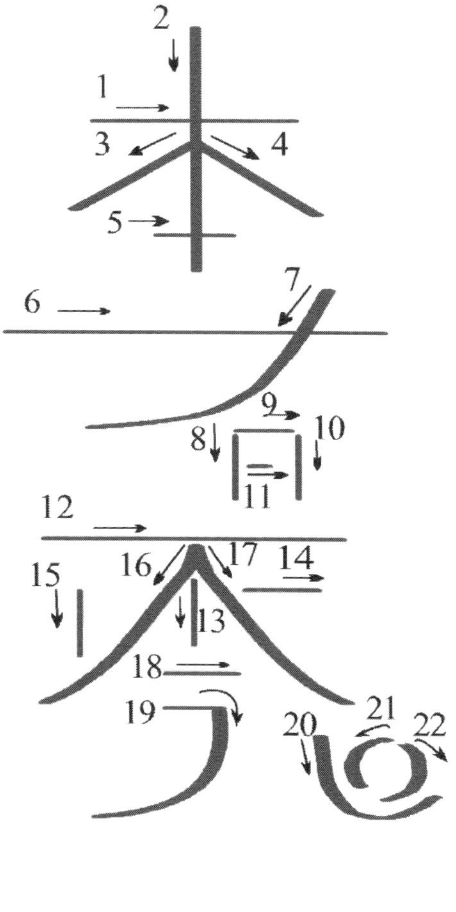

Hon Sha Ze Sho Nen

Das dritte Symbol

kosmisch und biologisch

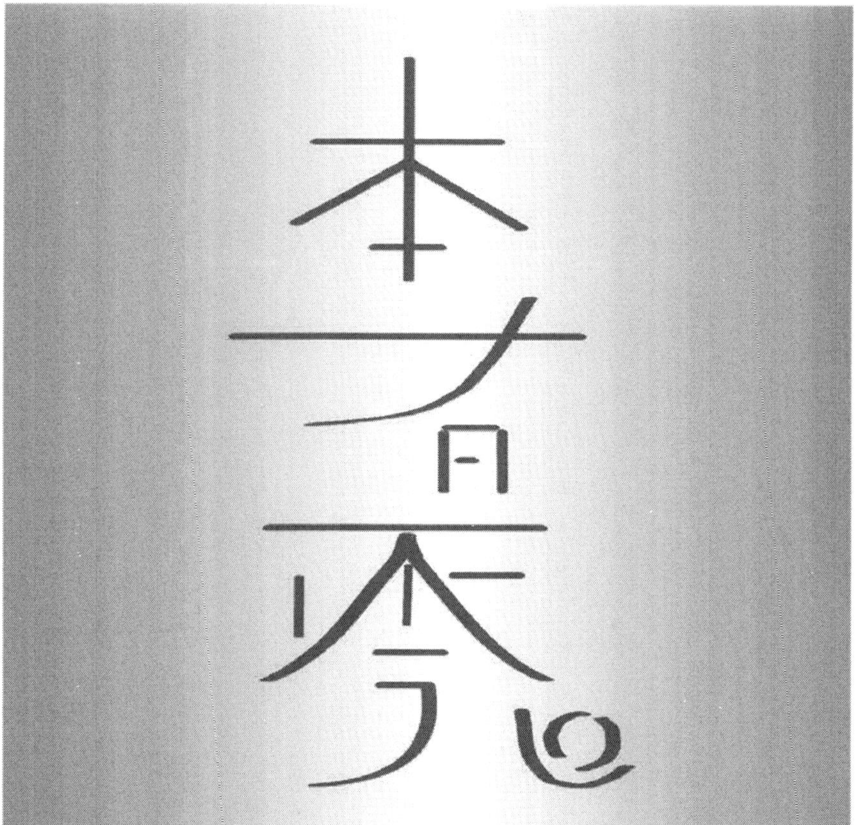

Hon Sha Ze Sho Nen

Hanael Bücher mit Seele

Intuitives Reiki nach Sensei Mikaomi Usui Der 1. Grad
Karin E. J. Kolland ISBN 978-3-900745-1-1

Intuitives Reiki nach Sensei Mikaomi Usui Der 2. Grad
Karin E. J. Kolland ISBN 978-3-900745-0-3

Intuitives Reiki nach Sensei Mikaomi Usui Der Meistergrad
Karin E. J. Kolland ISBN 978-3-900745-2-X

Das 1x1 der Kosmologie
Karin E. J. Kolland ISBN 978-3-900745-4-6

CD Vergebung Friede Liebe
geführte Meditation Karin E. J. Kolland ISBN 978-3-900745-7-0

CD Reiki Klang & Heilung
geführte Meditation Karin E. J. Kolland ISBN 978-3-902383-06-2

Wenn die Liebe Trauer trägt, die Hoffnung bewahren
spiritueller Roman Karin E. J. Kolland ISBN 978-3-900745-9-7

Im Chi der Mondin, wenn die Liebe Heilung schenkt
spiritueller Roman Karin E. J. Kolland ISBN 978-3-902383-01-1

Die Prophetin von Cassiopeia
spirituelles Essay Karin E. J. Kolland ISBN 978-3-902383-02-X

Ich - Tagebuch einer spirituellen Schülerin
spirituelle Erfahrungen Christine Böhm ISBN 978-3-902383-00-3

Und der Himmel führt Regie
spiritueller autobiographischer Roman Karin E. J. Kolland
Kompetenzverlag ISBN 978-3-931142-00-0

Friede sei mit mir
Lichtorden Erzengel Hanael im Dienste der Menschheit
Karin E. J. Kolland ISBN 978-3-902383-08-9

Hanael Engelkarten
80 Karten lemurischer Engel und Erzengel
Karin E. J. Kolland ISBN 978-3-902383-10-0

Hanael Elementekarten
Annemarie Stelzer ISBN 978-3-902383-11-9

Die Bücher sind im Buchhandel erhältlich.
Nutzen Sie gerne auch unseren Internetshop: www.hanael.at
Informationen und Seminartermine von
Frau Kolland finden Sie unter: www.intuitivesReiki.at
Gechannelte Artikel von
Meister Kuthumi finden Sie unter: www.kuthumi.at